발 · 발목을 위한 필라테스

The Pilates Foot Corrector And Toe Corrector

발·발목을 위한 필라테스

김 항 진 외 옮김

The Pilates Foot Corrector And Toe Corrector

**Exercises for healthy feet
And Toe Corrector innovations
for stability and symmetry
through the upper body**

Kathy Corey

Reiner Grootenhuis

영 문 출 판 사

■ **대표역자**

김항진 대한 카이로프랙틱 협회 국제이사
MPI 모던필라테스 대표이사

■ **공동역자** (가나다 순)

김용주 남서울대학교 스포츠건강관리학과 외래교수
백형진 가천대학교 특수치료대학원 겸임교수
이은석 산전산후 임산부운동/교육연구센터 프리마마케어 대표
이지현 대한운동전문가협회 이사
이지환 힐링무브 아카데미 대표

The Pilates Foot Corrector And Toe Corrector

- Exercises for healthy feet And Toe Corrector innovations for stability and symmetry through the upper body

by Kathy Corey & Reiner Grootenhuis

발·발목을 위한 필라테스

2023년 9월 15일 초판인쇄
2023년 9월 22일 초판발행

지은이 : Kathy Corey & Reiner Grootenhuis
옮긴이 : 김 항 진 외
발행인 : 박 병 조
발행처 : 도서출판 영문출판사
등 록 : 1987년 12월 21일 제2-419호
주 소 : 서울시 강남구 삼성동 69-2
전 화 : (02) 514-5590, 776-5590
팩 스 : (02) 756-8943
홈페이지 : www.ymsbook.net
E-mail : yeongmunsa@empal.com
정 가 : 20,000 원
ISBN 978-89-7224-560-5 93510

※ 파본은 교환해 드립니다.

"필라테스는 오직 단순한 운동이 아니라,
하나의 개념이면서 철학입니다.
지금 여러분들은 여러 장비를 가지고
다양한 운동을 배우고 있지만
필라테스가 무엇인지는
잘 알지 못하고 있습니다."

출처: 1991년 이브 젠트리의 워크샵 DVD "필라테스의 힘", (2007)

목차

역자 서문

캐시 코리와 라이너 그루텐후이스의 인연이 이렇게 그의 책의 역자가 되었습니다. 저는 이들과의 인연으로 '리포머 교과서'와 이번의 '발과 발목을 위한 필라테스' 역자를 맡게 되었습니다. 한국의 PIA와 독일의 Pilates Heritage 그리고 중국의 Pilates and Sports Science Conference에서 자주 만나는 캐시와 독일에서 만난 라이너의 필라테스 열정에 진심으로 감사드립니다.

발과 발목을 위한 필라테스를 통해, 요즘 많은 인기를 얻고 있는 주제인 발에 대해 필라테스의 생각과 철학을 배우게 되는 계기가 되길 바랍니다. 이 책은 조셉 필라테스가 인간의 바른 자세와 발의 기능을 얼마나 중요시 여기고, 이를 위한 훈련을 어떻게 했는지를 배울 수 있는 기회를 제공합니다. 발에는 많은 고유수용감각기가 있고, 이것이 우리의 뇌와 많은 정보를 공유하여 균형을 잡고 하체를 이용한 이동을 가능하게 하며, 이는 우리의 자세에도 영향을 줍니다.

조셉 필라테스가 발바닥에서의 순환 시스템의 중요성을 이해했다는 것은 놀라운 사실입니다. 그는 발의 기능으로 발과 발가락의 굽힘과 폄의 작용, 그리고 이에 의한 인대와 뼈의 작용 등에 대한 많은 해부학적 설명을 제공했습니다. 이 책을 공부하는 필라테스 선생님들과 회원님들이 이 부분을 반드시 이해하길 바랍니다.

또한, 풋코렉터를 이해하고 리포머의 풋바의 원리도 함께 고려해야 합니다. 조셉은 발의 운동과 특히 평발에 관련된 이야기를 많이 했습니다. 그는 하체의 중요성을 인지하고 있었습니다. 모던필라테스의 창시자인 페네로페 레이티 박사님은 발의 중요성을 40년 넘게 강조하셨고, 최근 10년 동안 발에 대한 논문만 쓰셨습니다. 그녀는 시드니 대학에서 발에 관한 강의를 하고 현재는 수석 지도연구원으로 재직 중입니다.

이 책을 한국에 소개할 수 있도록 많은 노력을 기울여주신 영문 출판사의 직원들에게 진심으로 감사의 말씀을 전하고 싶습니다.

이 책이 여러분에게 발과 발목의 건강에 대한 새로운 시각과 지식을 제공하길 바랍니다.

감사합니다.

김항진
모던필라테스 대표 DC
2023년 9월 가을

1 필라테스의 목표와 원리들

필라테스는 특별한 운동이다. 움직임과 집중력을 결합하여 거의 모든 연령대의 사람들이 할 수 있고 심지어 심각한 제한이 있는 사람도 할 수 있기 때문이다.

조셉 필라테스는 평생 동안 다양한 운동과 그 운동을 위한 장비를 개발했으며, 항상 고객의 요구에 맞게 조정했다. 그는 자신이 개발한 운동 수행 방법에 대한 매우 명확한 아이디어를 가지고 있었고 이를 어떻게 수행해야 하는지 명확히 알고 있었으며, 공동 저자들의 도움을 받아 그의 운동 시스템인 "컨트롤로지"의 큰 맥락을 세 단계로 설명하려고 노력했다. 다만 아쉬운 점은 그가 종종 자신의 시스템을 광고하는 수준에 머물렀다는 것이다.

조셉 필라테스는 윌리엄 존 밀러와 공동 집필한 책 〈컨트롤로지를 통한 일상 복귀〉에서 이렇게 말한다:

> *"우리는 체력을 다양한 일상 업무를 자발적인 열정과 즐거움으로 자연스럽고 쉽고 만족스럽게 수행할 수 있는 건전한 정신과 함께 균일하게 발달된 신체를 달성하고 유지하는 것이라고 정의합니다."*

1.1 조셉 필라테스의 훈련 철학

조셉 필라테스는 특별한 접근 방식에 따라 훈련을 수행했으며, 이를 그의 제자들에게 그리고 그의 책을 통해 직접 전수했다. 저자 필립 프리드먼과 게일 아이젠을 통해 우리가 알고 있고 아래에서 자세히 설명할 소위 "필라테스 원칙"에 대해 본질적으로 세 가지 중요한 사항이 있다:

1. **몸 전체를 사용하는지 확인하라.**
   조셉 필라테스가 메리 보웬에게 준 원칙이 그 예이다(https://pilatesmarybowen.com/).
   그는 더 많은 근육이 관여할수록 움직임이 더 효율적이라고 확신했다.

2. **다른 근육을 희생하면서까지 과도하게 훈련하거나 근육을 발달시키지 않는다.**
   조셉 필라테스는 그의 책에서 이것을 매우 강조한다.

3. **피곤할 정도로 근육을 단련하지 않는다.**
   안타깝게도 다소 잊혀진 원칙이다.

특히 세 번째 요점은 이후 회복기간 동안 근육이 더 강해지기를 바라며, 근육을 완전히 피로하게 하는 데 초점을 맞춘 일부 현대의 훈련 가르침과 모순되는 것처럼 보인다.

"컨트롤로지는 지루하고 재미없고 혐오스러운 운동을 매일 '구역질 나게' 반복하는 피곤한 체계가 아니다."

(조셉 필라테스, 컨트롤로지를 통한 일상 복귀)

"그러나 이 가장 중요한 조언과 지침을 무의식적으로 또는 의도적으로 무시하면 득보다 실이 많으므로 선택한 운동을 규정된 횟수보다 더 많이 반복하지 말아야 한다.
왜 그럴까?
이를 위반하면 근육 피로를 유발해 독이 되기 때문이다.
피곤한 근육은 정말이지 필요 없는 근육이다."

(조셉 필라테스, 컨트롤로지를 통한 일상 복귀)

조셉 필라테스는 자신의 방법을 경쟁적인 스포츠로 보지 않고 전신 건강유지 및 예방으로 생각했다. 그는 사진작가 IC 라포포트에게 소방서의 예를 들어 이를 설명한 적이 있다:

"우리 몸 주변에는 소방서가 있고 그 안에는 화재, 부상, 질병을 진압하기 위해 소방차가 대기하고 있습니다. 몸 상태가 좋지 않거나 신체적 스트레스로 인한 통증과 부상이 있다면 소방차는 소방서에 있는 것이 아니라 작은 불을 끄기 위해 달려가고 있는 것입니다. 이 상태에서 암, 인플루엔자 및 기타 세균과 같은 큰 화재가 발생하면 내 몸에서 폭발하는 위험한 불을 끌 수 있는 소방차가 없게 됩니다. 필라테스를 하면 소방차가 항상 여러분을 구할 수 있습니다."

(IC 라포포트가 R 그루텐후이스에게 보낸 개인 메시지, 2022)

조셉 필라테스는 훈련을 매일 하는 것이 최적의 훈련 리듬이라고 생각했다.
이후 뉴욕에서 그는 3일은 스튜디오에서 기구로 훈련하고, 나머지 4일은 집에서 매트 위에서 훈련하는 방식으로 개선했다. 그에게 45분 안에 완료해야 하는 운동은 일종의 일상적인 신체 관리였다. 물론 개인의 약점과 문제를 보완하기 위한 작은 운동 세트도 늘 풍부하게 보유하고 있었다.

조셉 필라테스 외에도 캐시 그랜트가 개발한 원칙을 언급하고 싶다:

어떤 운동을 할 지에 대한 결정은 그 운동이 신체에 최적으로 수행될지 여부에 따라 판단해야 한다.

이는 운동하는 동안 몸 전체를 적절하게 정렬하는 것 외에도 운동을 통해 발달이 덜 되었지만 운동에 중요한 근육을 활성화할 수 있기 때문이다. 저항이 너무 크면 이러한 목표가 달성되지 않을 수 있다. 따라서 필라테스에서 더 많은 저항은 운동이 이미 완벽할 때만 유용하며 처음에는 오히려 생산적이지 않은 경우가 많다.

그렇다면 이것은 훈련의 종류, 훈련 강도 및 반복 횟수에 대해 무엇을 의미할까?
성공적인 결과를 내는 운동을 제공해야 한다.

첫 운동을 하고 나면 현재 개인이 직면한 도전 과제가 어디에 있는지 더 명확해진다. 물론 이것은 여러 요인에 따라 달라지며 사람마다, 그리고 매일매일 달라진다.

그럼에도 불구하고 우리는 이미 첫 번째 반복에서 훈련이 수행되고 있고 이미 능력의 한계에 도달했을 수 있다. 근육을 지칠 때까지 훈련하지 말라는 조셉 필라테스의 말을 기억한다면, 아마도 어떤 경우는 5회 반복 후에 이미 완벽한 반복의 최대치에 도달했다는 것이 분명해진다. 우리 자신뿐만 아니라 우리가 훈련하는 동안 지원하는 사람들을 위해서도 이것을 제때 인식하는 것이 중요하다.

조셉 필라테스에게 10년 동안 사사한 중요한 강사인 카롤리나 트리어는 체조에 대한 주제로 어린이를 위해 쓴 책 "운동은 무엇이고 무슨 일을 할까"에서 이런 멋진 말을 했다.

"여러분은 공놀이를 하거나, 점프를 하고, 달리기도 하고,
체육관에 가고 자전거를 타기도 할 거예요. 댄스 수업에 가기도 하죠.
왜 운동을 해야 할까요?
답은
이 모든 일을 더 잘하기 위해서
랍니다."

1.2 필라테스 원칙

조셉 필라테스는 원칙이라는 용어를 사용한 적이 없다. 즉, 필라테스 원칙은 나중에 필라테스 방법에서 추가되거나 추론된 것이다. 필라테스 원칙이라는 용어는 필립 프리드먼과 게일 아이젠이 처음 사용했고 둘 다 로마나 크리자노프스카의 제자였다. 그들은 1980년에 필라테스에 관한 첫 번째 책인 '신체적, 정신적 컨디셔닝의 필라테스 방법'을 출간했다. 로마나 크리자노프스카에 따르면, 그녀는 프리드먼과 아이젠에게 이 책을 어느 정도 지시했다고 한다. 이 책에서 다룬 여섯 가지 원칙은 나중에 Sean P. Gallagher & Romana Kryzanowska(1999)의 "신체 컨디셔닝의 필라테스 방법"에 다시 발표되었다.

그 여섯 가지 원칙은 다음과 같다:

1. 집중(concentration)
2. 중심 잡기(centering)
3. 제어(control)
4. 호흡(breath)
5. 정밀도(precision)
6. 동작의 연결(flowing movement)

나는 이 여섯 가지 원칙을 다음과 같이 해석한다:

1.2.1 집중(Concentration)

이미 인용했듯이 조셉 필라테스는 이렇게 말했다.

"컨트롤로지는 몸과 마음, 정신의 완전한 조화이다."

(조셉 필라테스: 컨트롤로지를 통한 일상 복귀, 1945)

이를 위해서는 집중이 반드시 필요하다. 필라테스에서는 동작이 자동적으로 또는 무의식적으로 수행되지 않으며 텔레비전이나 대화 또는 음악으로 인해 주의가 산만해지지 않는다. 무엇을 어떻게 할지 집중하면 동작을 수행하는 동안 머릿속에서 움직임과 과정을 인식하게 된다.

1.2.2 중심 잡기(Centering)

중심 잡기는 집중을 통해 얻은 인식을 지속하게 한다. 몸을 움직이기 전에 정신적으로 준비하는 것으로 "내적 이완"이자 "자신에게 집중하는 것"이다.

중심 잡기는 또한 몸의 중심을 활성화하여 어떤 동작을 할지 몸을 준비하는 것을 의미하기도 한다. 이런 식으로 모든 동작은 두 가지 의미에서 모두 중심에서 이루어질 수 있다.

클라라와 조셉 필라테스 마스터 강사 중 한 명인 론 플레처는 이렇게 설명했다:

> *"여기서 지적하고 싶은 것은…, 이 모든 동작에서 주의를 기울여야 한다는 것입니다. 천천히 하라고 할 때 더 빨리 할 수도 있겠지만 얼마나 빨리 하느냐가 아니라 얼마나 잘 하느냐가 중요합니다. 그래서 저는 차라리 마음과 호흡, 정신 또는 열정을 가지고 동작을 할 때, 동작 자체에서 몸에 일어나는 일을 경험할 수 있도록 몸에 전적으로 주의를 기울여 전반적으로 한 두 가지 동작을 아주 잘 수행하기를 바랍니다.…*
> *동작을 단순히 즐기기보다 원하는 상태에 얼마나 빨리 도달할 수 있는지에 집중해야 하며, 당신의 몸도 이것을 이해해야 합니다. 이 메커니즘에는 세세한 요인들이 많이 있고 모두 어떤 식으로든 연결되어야 하기 때문에 그곳으로 가는 동안 무슨 일이 일어나고 있는지 느껴야 합니다. 그리고 연결할 시간을 주지 않으면 실제로 배우지 못합니다. 그래서 우리 몸은 결코 편안해질 수 없습니다. 결코 완전히 편안해 질 수 없습니다."* (*https://www.pilatesanytime.com/class-view/1748/video/Pilates-SpineCorrector-Workout-by-Ron-Fletcher*).

1.2.3 제어(Control)

제어는 조셉 필라테스가 자신의 운동 기술을 '컨트롤로지'라고 불렀을 정도로 중요한 용어이다. 필라테스 운동을 할 때는 우연에 맡길 수 있는 것은 아무것도 없다. 특정 설정 내에서 운동을 하기로 결정한 다음, 해당 운동을 수행하고 일정 횟수 동안 반복한다.

운동하는 내내 자신의 몸과 필라테스 기구 및 스프링에 대한 통제력을 유지한다.

1.2.4 호흡(Breathing)

조셉 필라테스는 매트 운동에 관한 그의 책에서 각 운동에 대한 정확한 호흡 패턴을 제공하지만, 동시에 호흡에 대해 명확하지 않은 설명에 대해서는 호흡에 대한 다양한 해석이 존재하기도 한다. 그의 스튜디오에 있던 트레이너와 고객들은 그가 보통 "공기를 빼라(Out the air)"고 지도했다고 말한다(예: http://web.archive.org/web/20161105124753/ http://robertwernick.com/articles/pilates.htm; 2022.12.18).

그는 “*젖은 수건을 짜듯이 폐를 짜내라*”고 말하기도 했다.

이는 폐를 완전히 비운 다음, 신선한 공기로 다시 채워야 한다는 의미였다.

필립 프리드먼과 게일 아이젠의 저서에서 그의 제자 로마나 크리자노브스카는 일반적인 호흡 규칙을 다음과 같이 인용했다:

> *“힘이 들어가는 동작을 할 때는 숨을 들이마시고, 돌아오거나 이완할 때는 숨을 내쉰다.”*

그리고 다음과 같이 수정했다:

> *“몸을 꽉 조이는 동작을 하고 있다면 이 동작을 사용하여 폐에서 공기를 짜내고 곧게 펴면서 숨을 들이마신다.”*

그녀의 DVD 시리즈 “로마나 온 필라테스: 레거시 에디션”에서 그녀는 호흡에 중점을 두고 특정 호흡 패턴을 적용해야 하는 운동인 특정 “호흡 운동”과 단순히 호흡이 흐르도록 허용하는 운동을 구분하고 있다.

1.2.5 정밀성(Precision)

정확한 움직임은 집중력, 중심 잡기, 제어, 차분한 호흡의 결과이다. 정확성이 매우 중요한 스포츠 사격 경기를 생각해 보자. 위의 자질 중 하나라도 빠지면 한 발도 명중하기 어려울 것이다. 예를 들어, 사람마다 몸무게가 다르고 같은 몸무게라도 체형이 다르다. 따라서 다른 사람과 똑같이 하지 않는 것이 중요하다. 정확성은 개인마다 차이가 있다. 필라테스에서 부정확하게 움직이면 운동의 실제 목표인 근육 그룹의 특정 상호 작용을 달성할 수 없다. 따라서 운동을 수행하는 방법과 목표를 정확히 이해하는 것이 중요하다. 다음 단계는 이것을 느끼는 것이다. 이런 식으로 수행하면 운동이 점차 정확해진다.

1.2.6 동작의 연결(Flowing Movement)

필라테스 운동에는 흐름이 있다. 필라테스 운동은 운동 내에서 그리고 가능하면 한 운동에서 다른 운동으로 전환하는 과정에서도 연결되는 흐름이 있다. 이는 운동 내에서 그리고 전체 운동 루틴 내내 집중력을 유지하는 데 도움이 된다. 집중력을 잃으면 흐름을 잃게 되고 운동을 계속하려면 다시 마음을 가다듬고 중심을 잡아야 한다. 매트 위에서 운동할 때보다 기구 위에서 또는 다른 기구들 사이에서 흐름을 유지하는 것이 더 어렵다. 따라서 매트 운동은 운동 사이의 능숙한 전환을 통해 움직임의 흐름을 유지하는 연습에 적합하다.

1.3 추가 필라테스 개념

1.3.1 박스(Box)

박스는 몸을 정렬하는 데 도움이 되는 개념이다. 박스는 어깨에서 어깨로, 엉덩이에서 엉덩이로 이어지는 가상의 선을 나타내며 두 선은 서로 평행하다. 동시에 양쪽에는 엉덩이에서 어깨까지 가상의 선이 있으며, 이 역시 평행하다. 이 네 개의 선이 상자를 형성한다. 상자 안에는 아래 갈비뼈와 장골의 뼈 돌출의 관계를 설명하는 작은 추가 상자가 있다.

1.3.2 C-커브(C-curve)

필라테스에서 반복되는 기본 모양으로 골반, 척추, 머리가 옆에서 봤을 때 큰 "C"자 모양을 형성하는 것을 뜻한다. 이 모양은 골반이 후방으로 기울어지고, 복부 근육이 안쪽으로 움푹 들어가며, 갈비뼈가 수렴하고, 흉골이 약간 함몰되고, 척추 라인을 따라 머리가 기울어지는 자세를 통해 만들어진다. 이때 등은 스트레칭이 된다.

1.3.3 양 방향 스트레칭(2-way stretch)

필라테스의 기본 원리로, 몸을 중심으로부터 적어도 두 방향으로 분리하는 동작이다. 한 방향의 움직임은 다른 방향의 움직임에 필요한 대비가 된다. 외부 움직임은 보이지 않아도 된다.

1.3.4 플로팅(Floating)

이브 젠트리는 1991년 워크숍에서 이 개념을 다음과 같이 설명했다:

> *"척추는 목 아래쪽에서 튀어나와 골반의 엉덩뼈에 둥지를 틀고 있습니다.*
> *팔은 어깨에 매달려 있고 다리는 몸통에 매달려 있습니다.*
> *우리에게는 머리, 어깨 거들, 흉곽, 엉덩이, 무릎 및 발목이라는 다섯 개의 수평선이 있는데*
> *이들은 떠 있습니다. 머리가 떠 있고, 어깨가 떠 있고, 흉곽이 떠 있고, 엉덩이가 떠 있고,*
> *무릎이 떠 있으며 내려 앉아 있는 것이 아닙니다."*
>
> *(1991년 산타페 뉴멕시코의 이브 젠트리, 이브 젠트리에 관한 DVD)*

우리 몸의 뼈가 집의 벽돌처럼 서로 쌓여 있거나 자전거처럼 기계적으로 연결되어 있다는 생각은 안타깝게도 매우 흔한 생각이다. 사실 근막에 대한 새로운 연구 분야는 이러한 생각이 구식이며 이브 젠트리의 "부유" 아이디어가 절대적으로 옳았다는 것을 알려준다.

1.4 필라테스 원리를 보완하는 쿵푸

라이너는 10대 때 중국 무술인 태극권을 알게 되었다. 나중에 그는 안드레아스 호프만 그랜드마스터와 함께 남소림사(南少林寺)에서 유래한 무술인 영춘을 공부했다. 10년간의 집중적인 쿵푸 수련기간 동안 안드레아스 호프만은 라이너에게 소림사 승려들의 소위 내면적 전투 원칙을 가르쳤다(안드레아스 호프만: "영춘 쿵푸 – 소림의 소프트 파워", (2002), 41페이지 참조). 우리의 경험에 따르면 이는 필라테스를 배우고 가르치는 것과도 관련이 있다.

내면적 원칙에는 추구해야 할 요소 네 가지와 피해야 할 요소 세 가지로 나뉜다. 특히 필라테스에서는 피해야 할 세 가지 요소가 흥미로운 부분이다.

1.4.1 지나친 욕심을 버리라

필라테스는 과정이자 여정이다. 운동을 하는 것이 중요한 것이 아니라 그곳에 도달하기 위한 여정이 중요하다. 이 과정에서 아직 나에게 적합하지 않은 것을 너무 빨리 하려고 하면 스스로에게 해를 끼치고 필라테스 여정에 차질이 생길 수 있다. 기대하는 결과도 마찬가지이다. 몸은 하룻밤 사이에 변하는 것이 아니라 매일 조금씩 변한다. 하루아침에 10kg이 찌거나 빠지지 않는 것처럼, 몸은 즉시 변화하지 않고 조금씩만 변화한다. 너무 많은 것을 원한다는 것은 자신을 좌절시키는 것을 의미한다.

1.4.2 두려움을 멀리하라

오랜 기간 통증을 경험한 사람들은 이러한 통증과 그에 따른 무력감을 다시 경험하는 것을 극히 두려워하는 경우가 많다. 따라서 처음에는 움직일 때 불안하게 반응하고 작은 마찰이나 통증, 불쾌한 감각을 반복되는 통증의 징후로 간주하는 경우가 많다. 그러나 긴장되고 공급이 원활하지 않은 근육을 움직이면 장기적으로 통증 완화 및 예방 효과가 있다. 그러나 두려움은 통증 환자들 사이에서만 흔한 것은 아니다. 필라테스 운동이 더 발전할수록 서커스 공연에서 나온 것처럼 보일 수 있고, 그래서 금방 불안해질 수 있다. 필라테스 연습을 할 때 두려움에 몇 번이고 직면하되 동시에 너무 많은 것을 원하지 않는 것이 유익하다는 것을 아는 것이 중요하다.

1.4.3 혼동을 피하라

필라테스 운동을 할 때 부메랑이나 노젓기와 같은 복잡한 운동의 순서를 기억하는 데 어려움을 겪는 사람들이 있다. 이 순간 혼동이 일어나고 운동의 흐름이 끊어진다. 이러한 경우 가능한 빨리 이러한 혼란을 극복하기 위해 우선 운동을 더 간단한 단위로 세분화하는 것이 좋다.

또한, 직접 배우고 연습할 때 운동의 종류도 많고 도구 설정도 많아 부담을 느낄 수 있다. 시스템을 더 많이 이해할수록 모든 운동이 밀접하게 관련되어 있으며 운동은 종종 특정 측면이나 느낌을 연습하는 "단지" 또 다른 방법이라는 것이 더 명확해진다. 따라서 혼란스러운 순간에는 이미 잘 알고 있는 관련 운동을 찾아서 그 운동을 할 때의 느낌이 어땠는지 그리고 어떤 식으로 움직였는지 떠올려보는 것이 좋다. 이렇게 습관을 들이면 다음 운동에 더 쉽게 접근할 수 있다.

"각 운동을 면밀히 연구하고 다음 단계에 도달할 때까지 다른 운동을 시도하지 마세요. 먼저 현재 운동을 마스터하고, 텍스트를 참조하지 않고도 그 루틴을 마지막 세부 사항까지 숙지해야 합니다. 온몸을 완전히 정신적으로 통제할 수 있어야 합니다."

(조셉 필라테스, 컨트롤로지를 통한 일상 복귀)

1.4.4 "균형 잡힌 긴장 (Wohlspannung)"

근육에 많은 긴장을 가했다면 다른 방향으로 움직이기 위해 먼저 근육을 이완시켜야 한다. 특히 싸움을 할 때 이것은 매우 실용적이지 않으며 결투의 속도를 늦추게 된다. 많은 사람들이 신체의 나머지 부분은 잊어버리고 활동적이고 움직이는 부분에만 너무 집중하는 경향이 있다. 균형 잡힌 긴장이라는 개념은 전신을 인식하고 움직임에 필요하지 않은 것처럼 보이더라도 움직임에 계속 참여하도록 지시한다. 조셉 필라테스는 "컨트롤로지를 통한 일상 복귀"에서 이렇게 말한다:

"그러나 모든 근육을 꾸준히 훈련해야 하는 또 다른 중요한 이유는 각 근육이 모든 근육의 균일한 발달을 협력적이고 충성스럽게 도울 수 있기 때문입니다. 소근육을 발달시키면 자연스럽게 대근육을 강화하는 데 도움이 됩니다. 큰 건물을 짓기 위해 작은 벽돌을 사용하듯이 작은 근육의 발달은 큰 근육의 발달에 도움이 됩니다. 따라서 모든 근육이 적절하게 발달하게 되면 당연히 최소한의 노력을 들여 최대의 즐거움으로 작업을 수행할 수 있습니다."

(조셉 필라테스. 컨트롤로지를 통한 일상 복귀)

2 들어가면서

우리 발의 상태는 점점 더 나빠지고 있다.

원래 네 발로 다니던 인간이 서서 걷는 자세로 진화하는 과정에서 손 사용법은 완벽을 향해 발전해 왔다. 우리는 엄청난 속도로 키보드를 치고, 피아노나 기타로 복잡한 곡을 연주하며, 뇌에 매우 민감한 수술을 할 수 있다.

하지만 발은 그렇지 않다. 우리는 하루에도 몇 시간씩 신발을 신는다. 하지만 신발은 발을 위한 작은 상자와 같아서 발로 걷고 있는 표면에 대한 피드백 같은 많은 감각 자극을 빼앗아 간다. 신발은 발이 땅 표면과 실제로 접촉할 기회를 거의 주지 않는다. 결과적으로 발 수용체가 뇌로 전달되는 감각 채널과 그 처리가 저하된다.

이로 인해 근육 발달이 부족해지거나 근육 긴장도가 저하되며 또 어떤 경우는 과도한 사용으로 이어져 발에 경련이 일어난다. 이 모든 결과는 균형 감각의 부족으로 이어지며, 이는 걷는 데 있어 불안감의 형태로 나타난다. 길을 걷다가 갑작스럽게 도로의 연석에 부딪히는 것 같은 일들은 낙상과 부상으로 이어질 수 있다. 이런 상황에서 노인들은 쉽게 넘어지고 다치게 되어 스스로를 돌볼 수 없게 된다.

우리는 고객들에게서 이런 식으로 걸음걸이가 불안정하거나 예기치 않은 상황이 매우 일찍 발생할 수 있음을 보고 있다.

또 다른 문제는 하루 종일 발에 꽉 끼는 양말과 신발에 갇혀 발을 잘 움직이지 못하기 때문에 발에 혈액 순환이 부족하다는 것이다. 혈액 순환이 안되면 산소가 공급되지 않고 조직 구조 재생이 되지 않는다.

하지만 좋은 소식은 우리의 경험에 따르면, 이것이 쉽게 개선될 수 있다는 것이다. 풋 코렉터와 토우 코렉터가 위의 모든 문제에 대해 어느 정도 답을 줄 수 있다.

대형 장비와 매트 위에서 하는 운동에 대해서는 많은 필라테스 강사들이 워크샵, 책, 비디오를 통해 지식을 제공하는 등 엄청난 양의 기초 지식이 있다. 하지만 풋 코렉터와 토우 코렉터는 그렇지 않다. 안타깝게도 거의 유사한 네 다섯가지 운동만 알려져 있다.

하지만 이 책에서 풋 코렉터와 토우 코렉터에 대한 더 많은 운동을 공유하려고 한다. 풋 코렉터를 위한 추가 운동을 개발하는 것 외에도 토우 코렉터로 손, 팔, 어깨를 강화할 수 있는 운동을 만들었다. 이 혁신적인 프로그램에는 발가락 교정기를 손에 대고 몸 전체의 안정성, 유연성 및 대칭성을 만드는 동작이 포함되어 있다.

3 풋 코렉터(FOOT CORRECTOR)

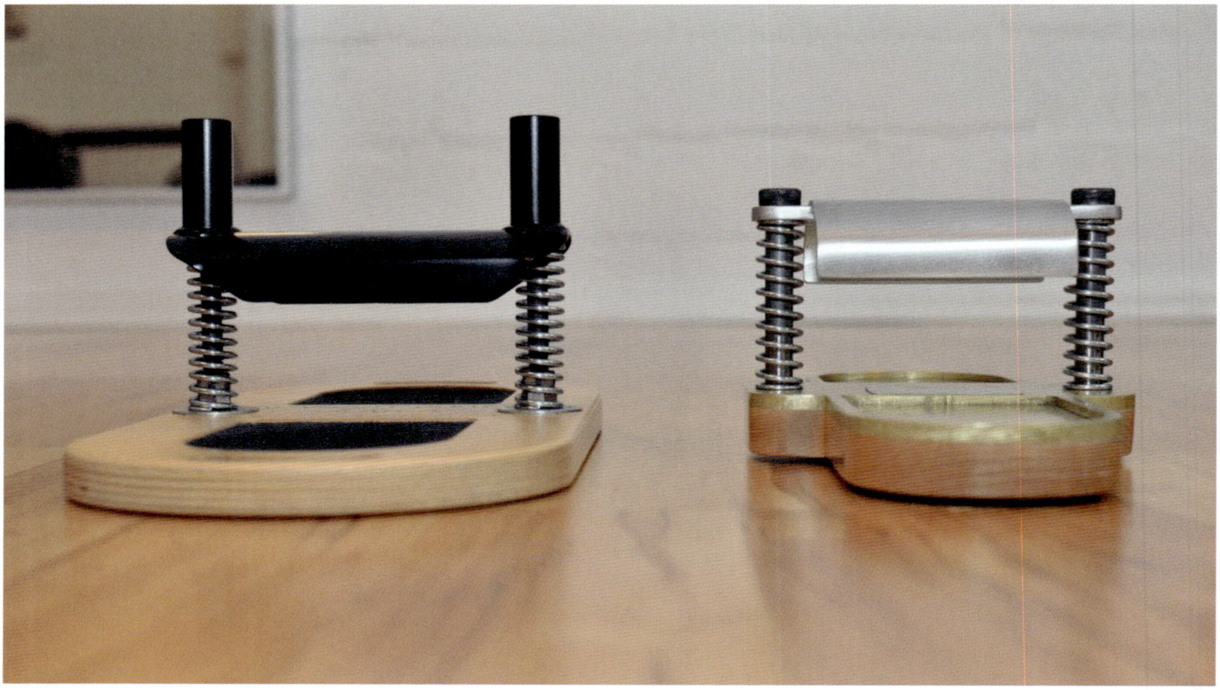

3.1 개요

풋 코렉터는 두 개의 금속 막대를 사용하여 스프링이 부착된 약 1 피트 크기의 작은 판이다. 상단에는 한 발로 누르는 스프링 위에 안장이 있다.

3.2 풋 코렉터의 역사

조셉 필라테스는 발을 훈련할 수 있고 소위 평발이라고 불리는 발이라도 다시 강화할 수 있다고 확신했다. 그의 첫 번째 기구는 오늘날 풋 코렉터로 더 잘 알려진 "다리와 발의 결함을 제거하거나 개선하는 장치"였다. 조셉 필라테스는 1923년 5월 독일에서 풋 코렉터에 대한 특허를 받았으며, 풋 코렉터가 그의 첫 번째 장비였다는 것은 거의 확실하다. 원래 독일 특허 및 상표는 다음과 같다.

DEUTSCHES REICH

AUSGEGEBEN AM 4. MAI 1923

REICHSPATENTAMT

PATENTSCHRIFT

— № 375001 —

KLASSE 30d GRUPPE 5

(P 44832 IX/30d)

Josef Pilates in Gelsenkirchen i. W.

Vorrichtung zur Beseitigung oder Besserung von Bein- und Fußfehlern o. dgl.

375001

Josef Pilates in Gelsenkirchen i. W.

Vorrichtung zur Beseitigung oder Besserung von Bein- und Fußfehlern o. dgl.

Patentiert im Deutschen Reiche vom 27. August 1922 ab.

Die Erfindung bezieht sich auf eine Vorrichtung zur Beseitigung oder Besserung von Bein- und Fußfehlern o. dgl. Das Wesen der Erfindung besteht darin, daß eine unter Überwindung eines elastischen Gegendruckes hinabschiebbare Druckpelotte vorgesehen ist, deren Gestalt je nach Art des Leidens bemessen ist, und die mittels Führungsschienen o. dgl. im Mittelteil einer Fußauflageplatte senkrecht zur letzteren hinabdrückbar ist.

In der Fußauflageplatte sind Zylinder vorgesehen, in denen Tragstangen der Druckpelotte mittels geeigneter, unter Federwirkung stehender Kolben gleiten. Zweckmäßig wird die das Herabgleiten der Druckpelotte erschwerende Federwirkung entweder durch Spiral- oder Flachfedern oder auch durch Luft- oder Wasserfüllung erzeugt.

Auf der Zeichnung ist der Erfindungsgegenstand dargestellt, und zwar zeigt:

Abb. 1 eine Seitenansicht,

Abb. 2 einen Grundriß,

Abb. 3 einen Querschnitt nach der Linie *A-B* der Abb. 2.

Die Vorrichtung besteht aus der Fußauflageplatte *a*, die am vorderen, längeren Ende eine kleine Vertiefung hat; in diese wird eine der Größe des Fußes entsprechende Filzplatte eingelegt, die, den auftretenden Zehen angepaßt, diesen einen festen Halt gibt. Desgleichen ist eine solche Vertiefung am hinteren kurzen Ende für die Ferse vorgesehen. Die Druckpelotte *b* wird von den beiden Führungsstangen *c* gehalten. In der Fußauflageplatte *a* sind Zylinder *e* angeordnet, in denen Tragstangen *d* der Druckpelotte *b* mittels geeigneter, unter Federwirkung *f* stehender Kolben gleiten.

Bei hochgehobener Ferse werden die Zehen fest auf die Fußauflageplatte *a* gesetzt und müssen bis zur vollständigen Abbiegung des Fußes sich gegen dieselbe anstemmen, so daß die Druckpelotte *b* unter die Mitte des Fußes zu liegen kommt; durch langsames Abbiegen des Fußes über dieser drücken die Kolben *c* die in den Zylindern ruhenden Federn *f* zusammen; sobald die Ferse angehoben wird, hebt sich die Druckpelotte unter dem Gegendruck der Federn.

Während des Herunterdrückens werden die gesamten Bänder des Fußes, hauptsächlich aber die Beugemuskeln gestärkt, und die Knochen werden nach und nach zurückgedrückt, so daß der Fuß unter Mithilfe geeigneter Massage seine richtige Form wieder erhalten kann.

Durch Aufsetzen der Ferse und Herunterpressen der Zehen über die Druckpelotte wird diese heruntergestoßen, wobei die Ferse wieder gehoben wird. Die Bewegung stärkt außer allen Bändern auch die Streckmuskeln.

Je nach Bedarf können die Federn durch stärkere oder schwächere ausgewechselt werden. Die das Herabgleiten der Druckpelotte erschwerende Federwirkung kann entweder durch Spiral- oder Flachfedern oder auch durch Luft- oder Wasserfüllung erzeugt werden.

Patent-Ansprüche:

1. Vorrichtung zur Beseitigung oder Besserung von Bein- und Fußfehlern o. dgl., gekennzeichnet durch eine unter Überwindung eines elastischen Gegendruckes hinabschiebbare Druckpelotte (*b*), deren Gestalt je nach Art des Leidens bemessen ist, und die mittels Führungsschienen (*c*) o. dgl. im Mittelteil einer Fußauflageplatte senkrecht zur letzteren hinabdrückbar ist.

2. Vorrichtung nach Anspruch 1, dadurch gekennzeichnet, daß in der Fußauflageplatte Zylinder (*e*) vorgesehen sind, in denen Tragstangen (*d*) der Druckpelotte (*b*) mittels geeigneter, unter Federwirkung (*f*) stehender Kolben gleiten.

3. Vorrichtung nach Anspruch 1 und 2, dadurch gekennzeichnet, daß die das Herabgleiten der Druckpelotte erschwerende Federwirkung (*f*) entweder durch Spiral- oder Flachfedern oder auch durch Luft- oder Wasserfüllung erzeugt wird.

Hierzu 1 Blatt Zeichnungen.

BERLIN. GEDRUCKT IN DER REICHSDRUCKEREI

Abb. 1.

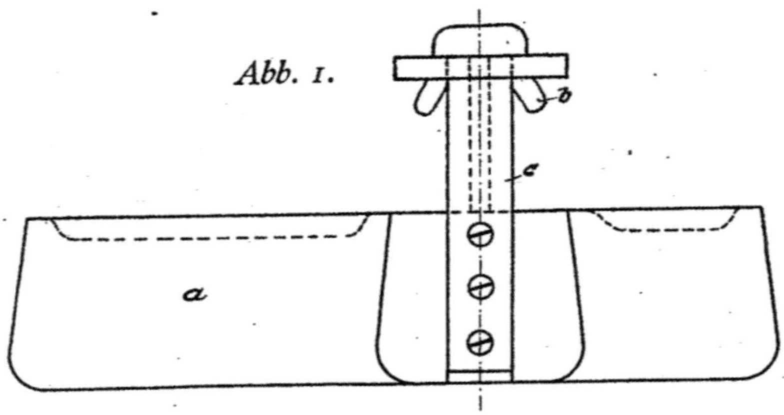

Abb. 2.

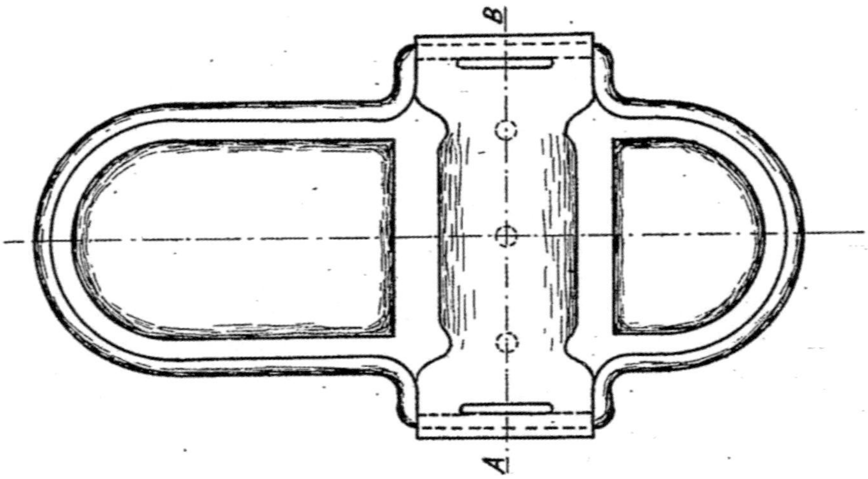

Abb. 3.

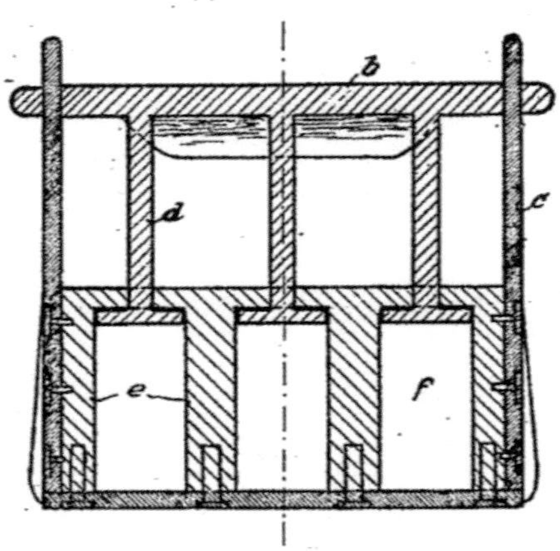

PHOTOGR. DRUCK DER REICHSDRUCKEREI.

독일어 원문과 그 번역은 다음과 같다.

독어 원문	번역문
Die Erfindung bezieht sich auf eine Vorrichtung zur Beseitigung oder Besserung von Bein– und Fußfehlern o. dgl. Das Wesen der Erfindung besteht darin, daß eine unter Überwindung eines elastischen Gegendruckes hinabschiebbare Druckpelotte vorgesehen ist, deren Gestalt je nach Art des Leidens bemessen ist, und die mittels Führungsschienen o. dgl. im Mittelteil einer Fußauflageplatte senkrecht zur letzteren hinabdrückbar ist.	본 발명은 다리 및 발의 결함 등을 제거하거나 개선하기 위한 장치에 관한 것이다. 본 발명의 핵심은 탄성 역압을 극복하여 아래로 밀릴 수 있는 압력 패드가 있으며, 그 형상은 질병의 유형에 따라 치수가 지정되고 후부에 수직인 발 지지판의 중앙 부분에 가이드 레일 등을 사용하여 아래로 밀릴 수 있는 압력 패드가 있다는 것이다.
In der Fußauflageplatte sind Zylinder vorgesehen, in denen Tragstangen der Druckpelotte mittels geeigneter, unter Federwirkung stehender Kolben gleiten.	발판 플레이트에는 실린더가 제공되며, 이 실린더는 스프링 작용에 따라 적절한 피스톤을 통해 압력 패드의 지지봉이 미끄러지도록 한다.
Zweckmäßig wird die das Herabgleiten der Druckpelotte erschwerende Federwirkung entweder durch Spiral– oder Flachfedern oder auch durch Luft– oder Wasserfüllung erzeugt.	압력 패드가 미끄러지기 어렵게 만드는 스프링 작용은 나선형 또는 평평한 스프링 또는 공기 또는 물 충전에 의해 적절하게 생성된다.
Auf der Zeichnung ist der Erfindungsgegenstand dargestellt, und zwar zeigt:	다음 그림은 각 기구의 부분을 보여준다.
Abb. I eine Seitenansicht,	그림 1 측면,
Abb. 2 einen Grundriß,	그림 2 a plan view,
Abb. 3 einen Querschnitt nach der Linie	그림 3 a cross–section along the line
A–B der Abb. 2.	A–B of 그림 2.
Die Vorrichtung besteht aus der Fußauflagenplatte a, die am vorderen, längeren Ende eine kleine Vertiefung hat; in diese wird eine der Größe des Fußes entsprechende Filzplatte eingelegt, die, den auftretenden Zehen angepaßt, diesen einen festen Halt gibt. Desgleichen ist eine solche Vertiefung am hinteren kurzen Ende für die Ferse vorgesehen. Die Druckpelotte b wird von den beiden Führungsstangen c gehalten. In der Fußauflageplatte a sind Zylinder e angeordnet, in denen Tragstangen d der Druckpelotte b mittels geeigneter, unter Federwirkung f stehender Kolben gleiten.	이 장치는 앞쪽의 긴 끝 부분에 작은 홈이있는 발판 플레이트 a로 구성되며, 이 홈에 발 크기에 해당하는 펠트 플레이트가 삽입되어 밟는 발가락에 맞게 조정되어 단단히 고정된다. 마찬가지로 뒤꿈치를 위해 뒤쪽 짧은 끝에도 이러한 홈이 제공된다. 압력 패드 b는 두 개의 가이드로드 c에 의해 제자리에 고정된다. 실린더 e는 발 지지판 a에 배열되어 있으며, 압력 패드 b의 지지 로드 d는 스프링 작용 f를 받는 적절한 피스톤을 통해 미끄러진다.
Bei hochgehobener Ferse werden die Zehen fest auf die Fußauflageplatte a gesetzt und müssen bis zur vollständigen Abbiegung des Fußes sich gegen dieselbe anstemmen, so daß die Druckpelotte b unter die Mitte des Fußes zu liegen kommt; durch langsames Abbiegen des Fußes über dieser drücken die Kolben c die in den Zylindern ruhenden Federn f zusammen; sobald die Ferse angehoben wird, hebt sich die Druckpelotte unter dem Gegendruck der Federn.	뒤꿈치를 들어 올리면 발가락이 발판 플레이트 a에 단단히 고정되고 발이 완전히 구부러질 때까지 눌러야 압력 패드 b가 발 중앙 아래에 놓이게 되고, 그 위로 발을 천천히 구부리면 피스톤 c가 실린더에 있는 스프링 f를 압축하고 뒤꿈치가 올라가는 즉시 스프링의 역압을 받아 압력 패드가 올라간다.
Während des Herunterdrückens werden die gesamten Bänder des Fußes, hauptsächlich aber die Beugemuskeln gestärkt, und die Knochen werden nach und nach zurückgedrückt, so daß der Fuß unter Mithilfe geeigneter Massage seine richtige Form wieder erhalten kann.	누르는 동안 발의 모든 인대, 주로 굴곡근이 강화되고 뼈가 점차 뒤로 밀려 적절한 마사지의 도움으로 발이 올바른 모양을 되찾을 수 있다.
Durch Aufsetzen der Ferse und Herunterpressen der Zehen über die Druckpelotte wird diese heruntergestoßen, wobei die Ferse wieder gehoben wird.	뒤꿈치를 디디고 발가락으로 압력 패드 위를 누르면 패드가 아래로 밀리고 뒤꿈치가 다시 들어 올려진다.

Die Bewegung stärkt außer allen Bändern auch die Streckmuskeln. Je nach Bedarf können die Federn durch stärkere oder schwächere ausgewechselt werden. Die das Herabgleiten der Druckpelotte erschwerende Federwirkung kann entweder durch Spiral– oder Flachfedern oder auch durch Luft–oder Wasserfüllung erzeugt werden.	이 운동은 모든 인대 뿐만 아니라 폄근육을 강화한다. 필요에 따라 스프링을 더 강하거나 약한 스프링으로 교체할 수 있다. 압력 패드가 아래로 미끄러지는 것을 더 어렵게 만드는 스프링 효과는 나선형 또는 평평한 스프링 또는 공기 또는 물을 채워서 만들 수 있다.
PATENT–ANSPRÜCHE:	특허 청구:
I. Vorrichtung zur Beseitigung oder Besserung von Bein– und Fußfehlern o. dgl., gekennzeichnet durch eine unter Überwindung eines elastischen Gegendruckes hinabschiebbare Druckpelotte (b), deren Gestalt je nach Art des Leidens bemessen ist, und die mittels Führungsschienen (c) o. dgl. im Mittelteil einer Fußauflage–platte senkrecht zur letzteren hinabdrück–bar ist.	1. 다리 및 발의 결함 등을 제거하거나 개선하기 위한 장치로서, 탄성 역압에 저항하면서 아래로 밀릴 수 있고, 이 형상이 질환의 유형에 따라 치수가 정해지며, 후자에 수직인 발 지지판의 중앙부에 가이드 레일(c) 등에 의해 제자리에 고정되는 압력 패드(b)를 특징으로 하는 다리 및 발 결함 등을 제거하는 장치.
2. Vorrichtung nach Anspruch I, dadurch gekennzeichnet, daß in der FuBauflage–platte Zylinder (e) vorgesehen sind, in denen Tragstangen (d) der Druckpelotte (6) mittels geeigneter, unter Federwirkung (f) stehender Kolben gleiten.	2. 제 1 항에 따른 장치, 실린더(e)가 발판 플레이트에 제공되며, 압력 패드 (6)의 지지 막대(d)가 스프링 작용하에 적절한 스프링 장착 피스톤 (f)에 의해 미끄러지는 것을 특징으로 하는 실린더(e).
3. Vorrichtung nach Anspruch I und 2, dadurch gekennzeichnet, daß die das Herabgleiten der Druckpelotte erschwerende Federwirkung (f) entweder durch Spiral–oder Flachfedern oder auch durch Luft–oder Wasserfüllung erzeugt wird.	청구항 1 및 2에 따른 장치로서, 압력 패드의 미끄러짐을 방해하는 스프링 효과(f)가 나선형 또는 평평한 스프링 또는 공기 또는 물 충전에 의해 생성되는 것을 특징으로 하는 장치.

특허에서 특히 주목할 만한 부분은

- *"… 압력 패드는… 그 형상이 질환의 유형에 따라 치수가 정해지며, …"*

라는 내용이다. 이는 조셉 필라테스가 사람의 발 문제에 따라 다른 형태의 안장을 의도했음을 의미한다. 이것은 우리가 리포머의 풋바에 대해 알고 있는 것과 일치한다. 예를 들어, 블러썸 레일라니 크로포드는 특정 발 질환을 위해 리포머 풋바를 추가로 가지고 있던 캐시 그랜트로부터 장비를 물려받았다. 안타깝게도 조셉 필라테스와 다른 장로들은 다음 세대의 필라테스 강사들에게 지식을 전수하지 않은 듯하며 다른 제조업체의 안장은 대부분 매우 유사한 형태를 띤다.

홈이 있는 전통적인 풋 코렉터 디자인

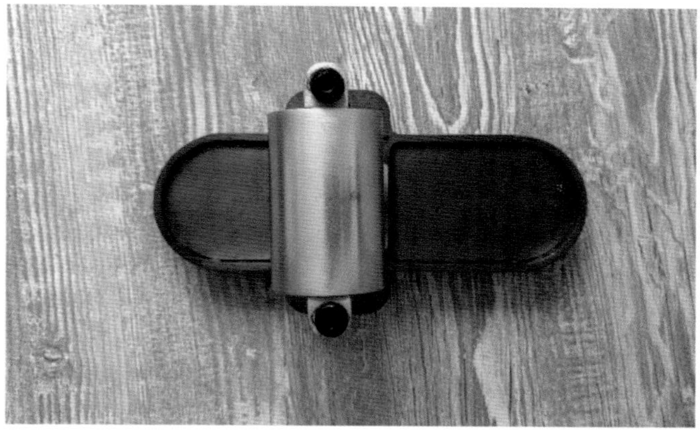

움푹 들어간 부분에 펠트가 장착된 동일한 풋 코렉터

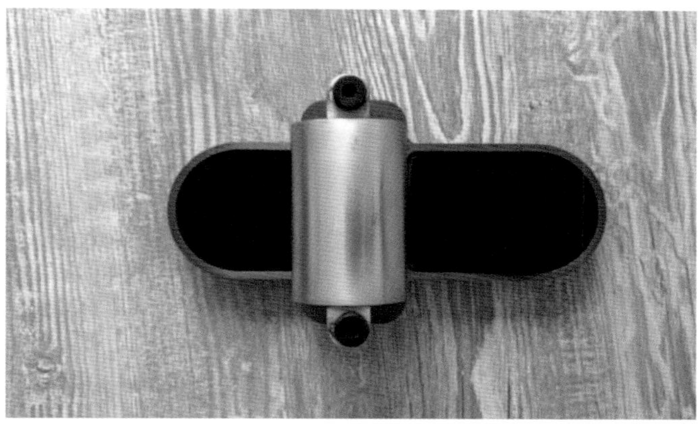

움푹 들어간 부분에 미끄럼 방지 매트가 장착된 동일한 풋 코렉터

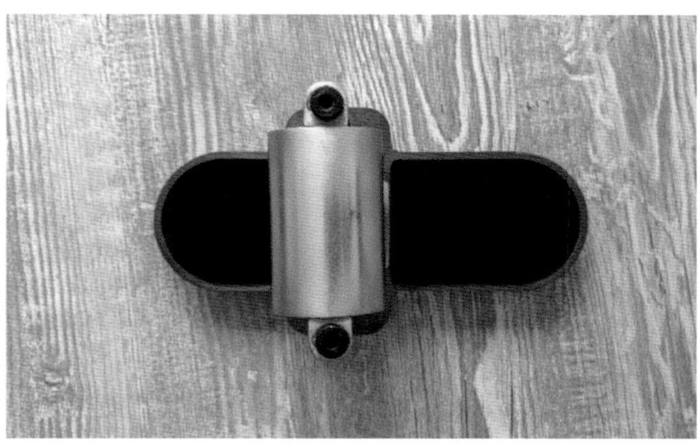

- *"이 장치는 앞쪽의 긴 끝 부분에 작은 홈이 있는 발판 플레이트로 구성되며, 이 홈에 발 크기에 해당하는* ***펠트 플레이트****가 삽입되어 밟는 발가락에 맞게 조정되어 단단히 고정된다. 마찬가지로 뒤꿈치를 위해 뒤쪽 짧은 끝에도 이러한 홈이 제공된다…"*

  기존의 많은 필라테스 안장에는 안장 양쪽에 작은 홈이 있지만, 소재 충전재를 제공하는 안장은 없다. 우리는 미끄럼 방지 매트와 펠트를 실험해본 결과 이 기능이 매우 유용하다는 것을 알게 되었다.

- *"누르는 동안 발의 모든 인대, 주로 굽힘 근육이 강화되고 뼈가 점차 뒤로 밀려 적절한 마사지의 도움으로 발이 올바른 모양을 되찾을 수 있다. 뒤꿈치를 대고 발가락을 압력 패드 위로 누르면 패드가 아래로 밀리고 뒤꿈치가 다시 들어 올려진다. 이 동작은 모든 인대 뿐만 아니라 폄근육을 강화한다."*

  조셉 필라테스가 어떤 근육을 사용할지에 대해 구체적으로 설명했다는 것은 흥미로운 부분이다. 나중에 그는 종종 "몸에 좋다"라고만 말하고 근육 운동에 대한 세부 사항을 언급하지는 않았다. 그가 잘 몰랐다고 오해할 수도 있지만 특허를 보면 그는 자신의 장치가 발을 어떻게 변화시킬지 매우 잘 알고 있었고 구체적으로 설명했다.

- *필요에 따라 스프링을 더 강하거나 약한 것으로 교체할 수 있다."*

  오늘날 발 교정기를 구매할 때 두 가지 스프링 강도를 제공하는 제조업체는 단 한 곳 뿐이기 때문에 이 또한 매우 흥미롭다. 다른 모든 제조업체는 초보자에게는 너무 강할 수 있는 하나의 스프링 장력만 제공한다.

특허 사양과 보관된 사진을 보면, 조셉 필라테스는 풋 코렉터의 바닥판이 손가락 너비 3~4개 정도의 높이인 버전을 가지고 있었음을 알 수 있다. 그 이유는 특허 사양에 나와 있다. 두꺼운 바닥판 안에는 물이나 공기 또는 스프링으로 채워진 실린더가 있었다. 여기에 압력이 가해졌다. 나중에 그는 안장 바로 아래에 스프링이 있는 더 평평한 베이스 플레이트가 있는 버전을 개발했다.

3.3 풋 코렉터의 특별한 기능

- 발로 가는 혈류량 증대
- 발 근육 훈련
- 자세, 균형 및 정렬 개선
- 발 아치 복원 (종너비 및 횡너비)
- 발 마사지
- 발에서 무릎, 골반 및 척추에 이르는 관절을 통한 연결의 통합
- 코어 근육 활성화

3.4 풋 코렉터 안전하게 사용하기

- 가장 큰 위험은 미끄러짐이다. 항상 미끄러지지 않고 누를 수 있게 발을 위치시킨다. 안장에 미끄럼 방지 패드를 깔면 미끄러짐을 방지할 수 있다.
- 풋 코렉터 사용 중 바닥에서 미끄러질 수 있으며, 이로 인해 넘어질 위험이 높아진다. 풋 코렉터에 미끄럼 방지 코팅이 되어 있지 않은 경우, 풋 코렉터를 미끄럼 방지 매트 위에 올려놓을 수 있다.
- 일부 최신 풋 코렉터에는 누를 때 가이드 로드 주위에 커버가 있는 경우도 있지만, 대부분의 풋 코렉터는 그렇지 않다. 따라서 발이 끼일 위험이 있다.

3.5 그 밖에 알아야 할 사항

- 조셉 필라테스는 특허 명세서에서 "압력 패드"를 언급하고 있으며, 이와 동의어로 페달과 안장이라는 용어를 사용한다.

- 이상적으로 풋 코렉터는 사용자에게 꼭 맞아야 한다. 풋 코렉터의 스프링이 너무 강하면 페달을 감각적으로 움직일 수 없다.

- 감각적으로 움직인다는 것이 항상 끝까지 밀고 내려가는 것을 의미하지는 않는다. 오히려 회피 동작이나 이미 강한 근육의 과도한 활성화 없이 가능한 한 멀리 밀어야 한다.

- 페달이 최종 위치에 있지 않은 동작은 경우에 따라 훨씬 더 어려울 수 있다.

- 페달을 "망치질"하듯 밟지 않는다.

- 뒷다리와 풋 코렉터의 다리 사이의 무게는 일반적으로 균형을 이룬다. 뒷다리에 모든 체중을 싣지 않도록 한다.

- 근육을 균등하게 사용해야 움직임에 필요한 힘을 균형 있게 받쳐줄 수 있다.

- 다리 뒤쪽을 사용하는 동작이 많으므로 다리 뒤쪽의 근육이 피로해지는 것에 유의한다.

- 페달을 누르는 것은 여러 동작 중 한 동작일 뿐이다. 신장성 근수축을 통해 페달을 끌어올리는 스프링의 힘에 저항하는 동작인 페달을 위로 올리는 동작도 누르는 것 만큼이나 중요하다.

- 상체는 안정적이고 곧게 편 상태를 유지한다. 즉,
  - 체중을 실어 몸을 기울이지 않는다.
  - 상체를 앞으로 기울어지지 않는다.

- 골반이 한 쪽으로 기울어지는 것에 주의한다. 한쪽 다리에서 다른 쪽 다리로 방향을 바꿔보면 어느 쪽이 더 기울어 지는지 명확해진다.

- 다리는 편안하게 엉덩이 너비만큼 벌린다. 너무 많이 벌리면 균형을 잡기 어려워진다.

- 안장을 누를 때는 항상 베이스 플레이트와 평행하게 누른다. 발이 안쪽이나 바깥쪽으로 회전되면 안장의 안쪽이나 바깥쪽에 더 많은 체중이 실리게 된다. 이 경우 안장이 비뚤어지게 되고 베이스 플레이트와 평행을 유지할 수 없게 된다. 장비 제조사에 따라 기울어진 정도를 육안으로 확인하는데 차이가 있다.

- 안장을 누를 때 고르게 누르지 않으면 발이 안장에서 왼쪽이나 오른쪽으로 미끌어지게 된다. 이 경우 발가락이 안장 바에 끼일 수 있다.

- 골반은 회전되거나 한쪽이 더 올라가면 안된다(예외: 양 발이 평행하고 다리를 곧게 편 상태. 이 경우 풋 코렉터에 이미 다리를 올린 경우).

- 발 운동을 더 하고 싶다면 풋 코렉터 위에 올린 다리가 곧게 펴져야 한다.

- 앞쪽 무릎을 살짝 굽히면, 전에 동작이 달라지게 된다.

- 베이스 플레이트와 안장의 각도가 너무 가파른 경우, 발뒤꿈치 아래에 두꺼운 미끄럼방지 패드나 책을 놓는다.

- 풋 코렉터로 수행하는 동작이 어렵다고 느껴지는 경우, 풋 코렉터 아래에 높이를 올릴만한 물건을 두어 높이를 높여서 운동한다.

- 일어서는 동작 외에 다음과 같은 동작도 가능하다:
  - 균형에 문제가 있는 경우 의자에 앉아서 해 본다.
  - 뒤쪽 다리의 무릎을 바닥에 대고 런지 자세를 한다.

- "인칭(Inching)" 같은 동작을 수행하다 보면 풋 코렉터가 돌아가는 경우도 있다. 론 플레쳐가 캐시 코리에게 가르쳐준 방식은 풋 코렉터를 돌리지 않고 하는 방식이었다. 아카이브 사진에서는 조셉 필라테스가 뒤꿈치를 바닥판 짧은 끝부분에 대고 운동하는 모습을 볼 수 있다. 요즘에는 이와 반대로 수행하는 것이 일반적이다.

- 일부 필라테스 스튜디오에서는 위생 상의 이유로 양말을 신고 운동을 하는 경우도 있다. 미끄럼 방지 양말은 풋 코렉터로 수행하는 모든 운동에 이점이 거의 없다. 풋 코렉터 운동은 맨발로 하는 것이 안장과의 접촉성도 높이고 근육의 제약도 최소화하는 방식이다. 양말은 발가락을 더 압박하게 되어 발가락을 넓게 벌려야 하는 동작을 수행하기 어렵게 한다.

3.6 제조 업체별 풋 코렉터

알파벳 순서

1. 밸런스드 바디 Balanced Body (경량 – 중간 스프링 장력 – 두 개의 스프링이 함께 제공됨)
2. 밸런스드 바디 센터라인 Balanced Body CenterLine (약한 스프링 장력)
3. 본 필라테스 Bonpilates (중간 스프링 장력)
4. 엘리나 필라테스 Elina Pilates (매우 낮은 스프링 장력)
5. 레거시 필라테스 기구 Legacy Pilates Apparatus (중간 스프링 장력)
6. 피크 필라테스 Peak Pilates (약 – 중간 정도의 스프링 장력)
7. 바질 필라테스 디자인 Pilates Design by Basil – 구형 모델 (중간 – 강한 스프링 장력)
8. 바질 필라테스 디자인 Pilates Design by Basil – 최신 모델 (강한 스프링 장력)
9. 필라테스 리니지 Pilates Lineage (매우 강한 스프링 장력)
10. 필라테스 메이드 Pilates Made (중간 – 강한 스프링 장력)
11. 테크노 필라테스 Tecno Pilates (강한 스프링 장력)

스프링 장력 순서 (약에서 강)

1. 엘리나 필라테스 Elina Pilates (매우 낮은 스프링 장력)
2. 밸런스드 바디 센터라인 Balanced Body CenterLine (약한 스프링 장력)
3. 피크 필라테스 Peak Pilates (약 – 중간 정도의 스프링 장력)
4. 밸런스드 바디 Balanced Body (경량 스프링 장력 – 둘 중 약한 스프링)
5. 본 필라테스 Bonpilates (중간 스프링 장력)
6. 밸런스드 바디 Balanced Body (중간 스프링 장력 – 둘 중 강한 스프링)
7. 레거시 필라테스 기구 Legacy Pilates Apparatus (중간 스프링 장력)
8. 바질 필라테스 디자인 Pilates Design by Basil – 구형 모델 (중간 – 강한 스프링 장력)
9. 필라테스 메이드 Pilates Made (중간 – 강한 스프링 장력)
10. 바질 필라테스 디자인 Pilates Design by Basil – 최신 모델 (강한 스프링 장력)
11. 테크노 필라테스 Tecno Pilates (강한 스프링 장력)
12. 필라테스 리니지 Pilates Lineage (매우 강한 스프링 장력)

밸런스드 바디(Balanced Body)

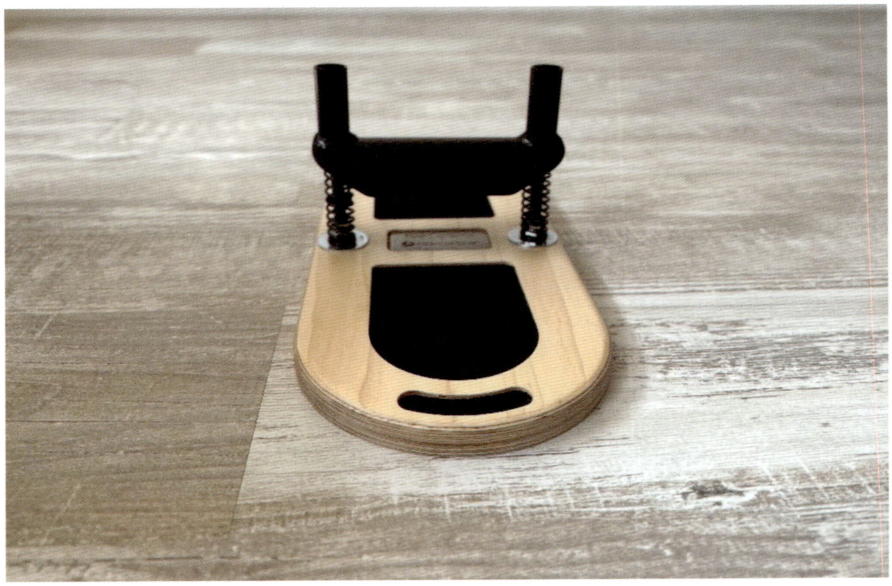

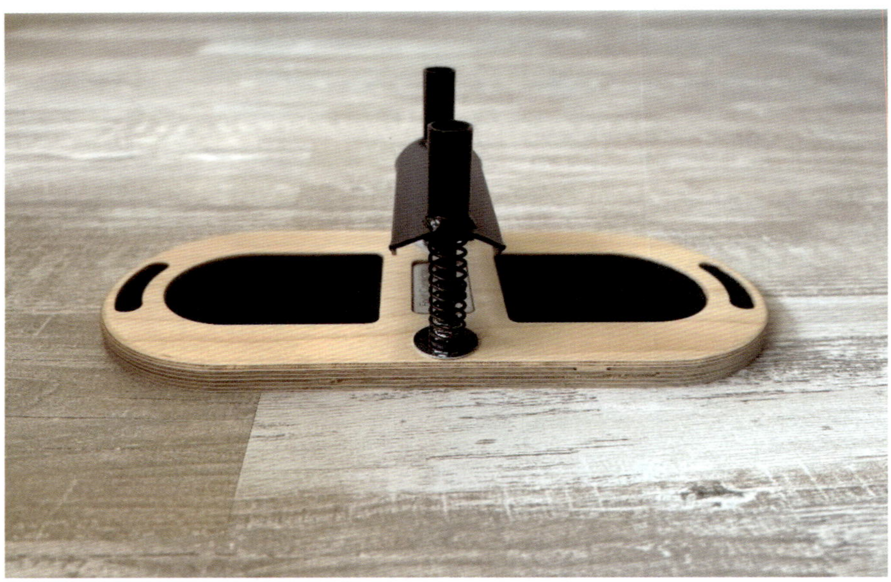

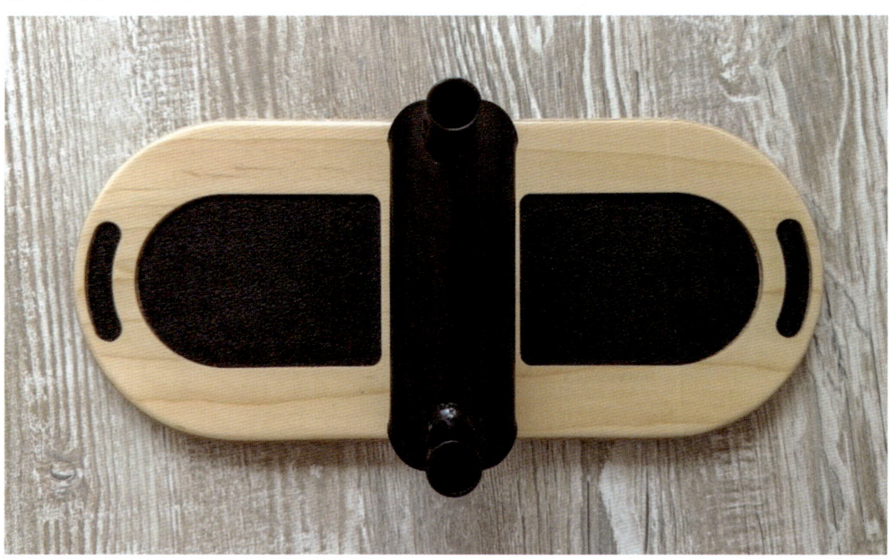

밸런스드 바디 센터라인(Balanced Body CenterLine)

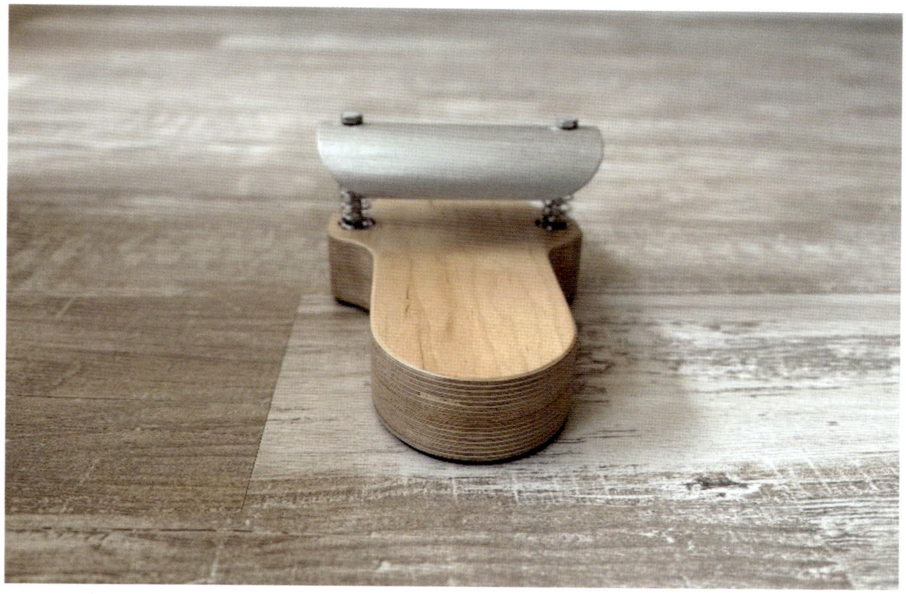

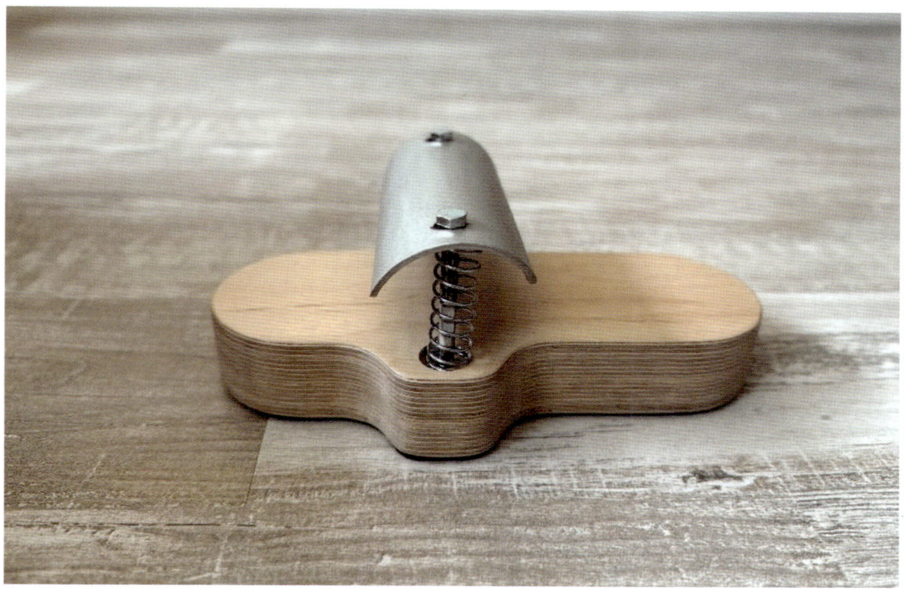

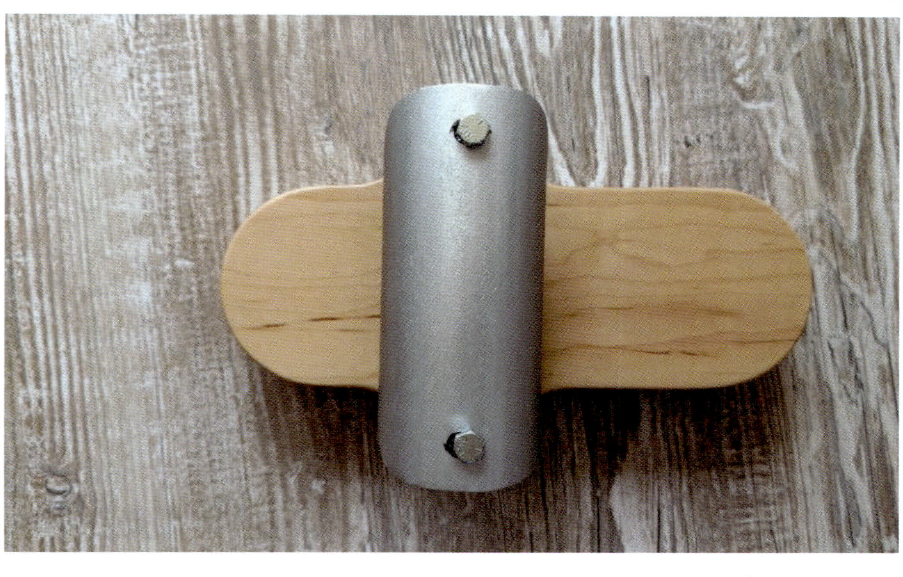

본 필라테스(Bon Pilates)

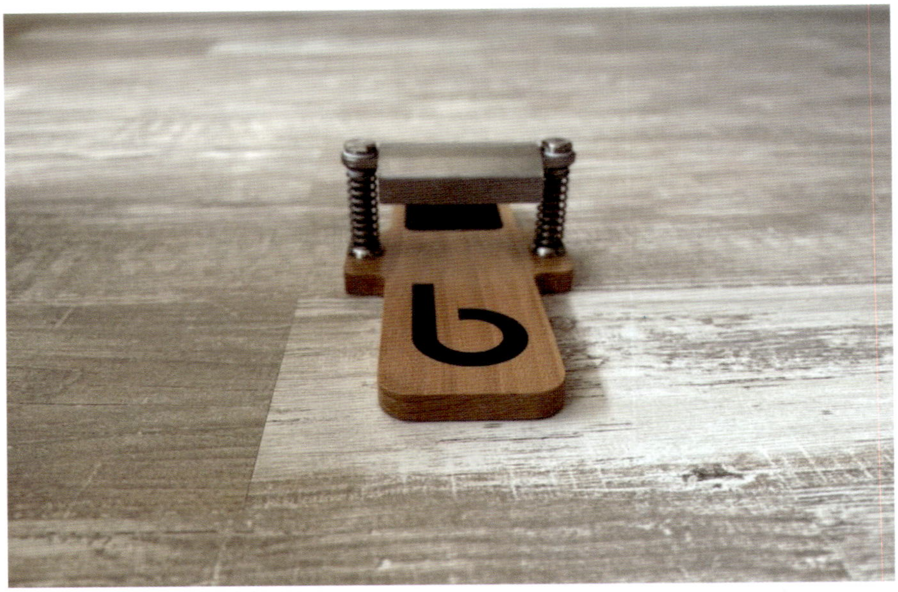

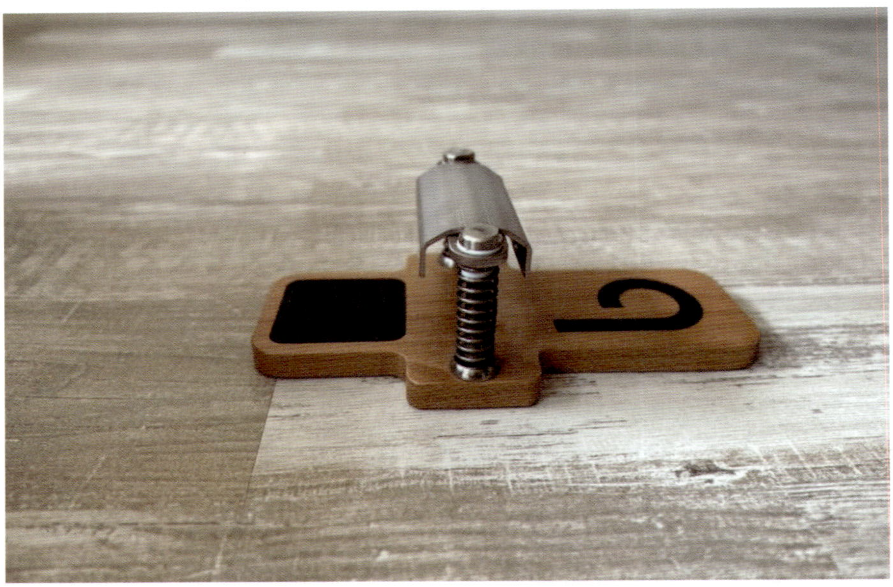

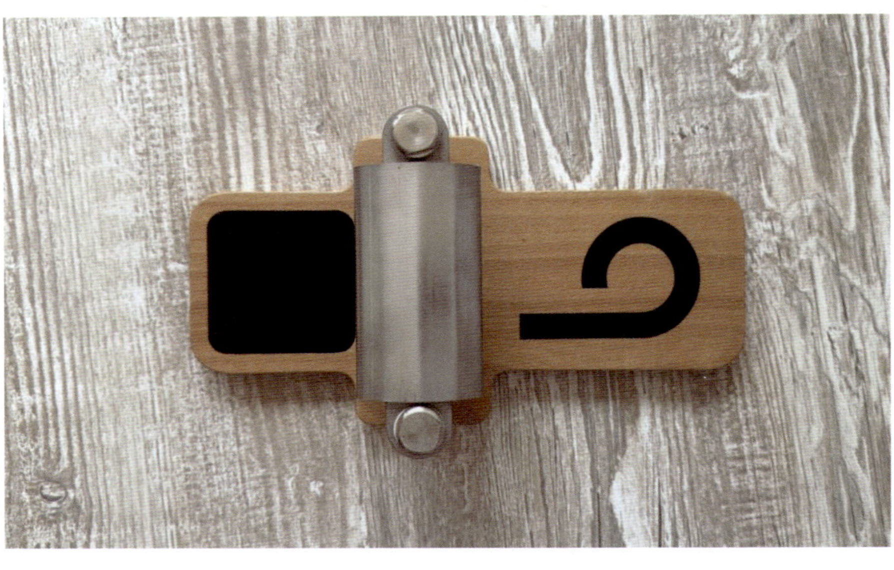

엘리나 필라테스(Elina Pilates)

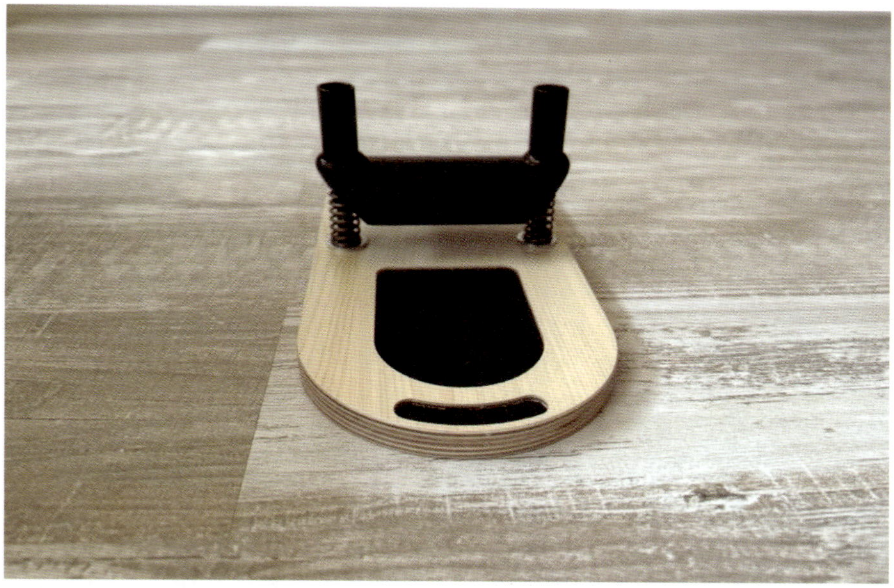

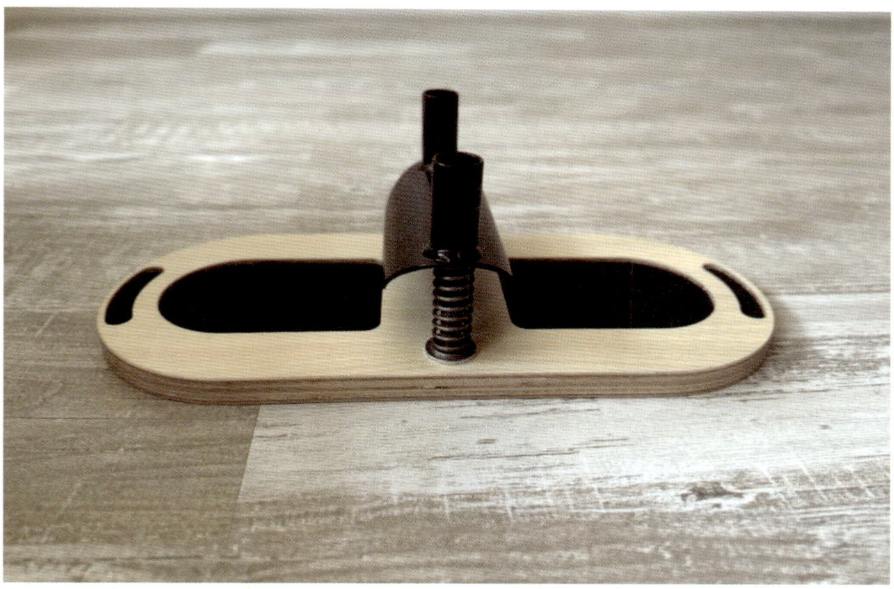

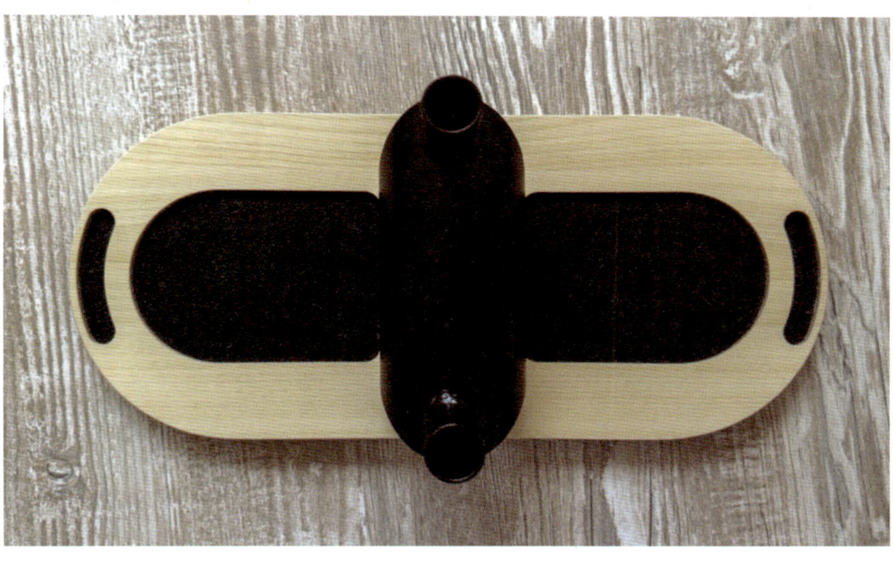

레거시 필라테스 기구(Legacy Pilates Apparatus)

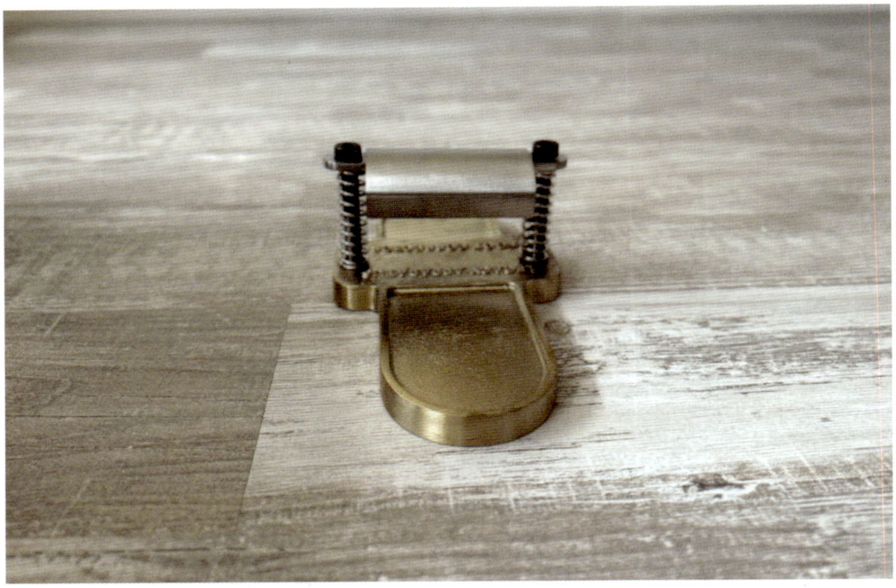

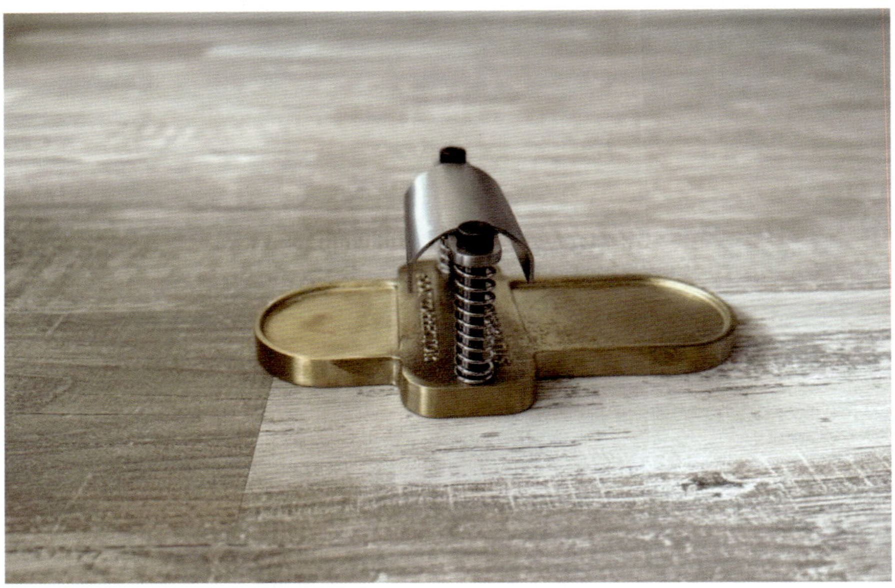

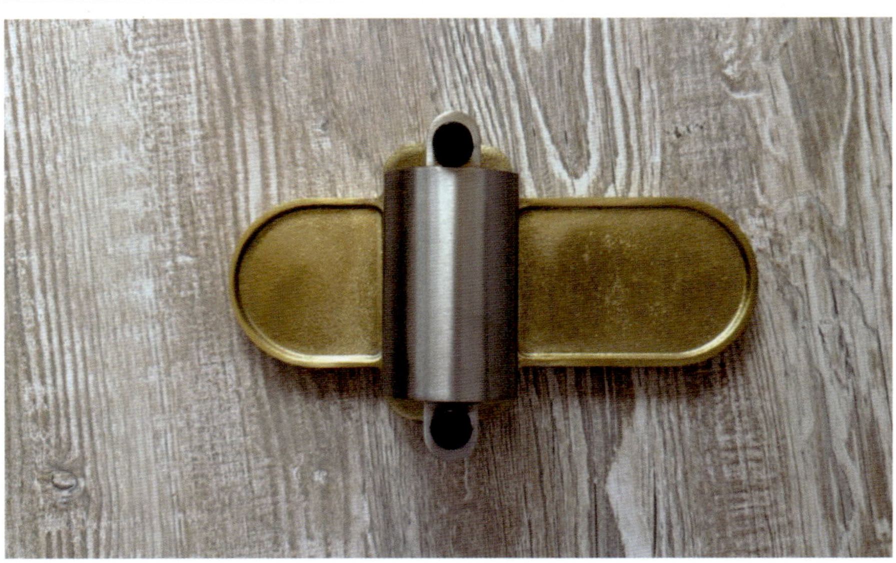

피크 필라테스(Peak Pilates)

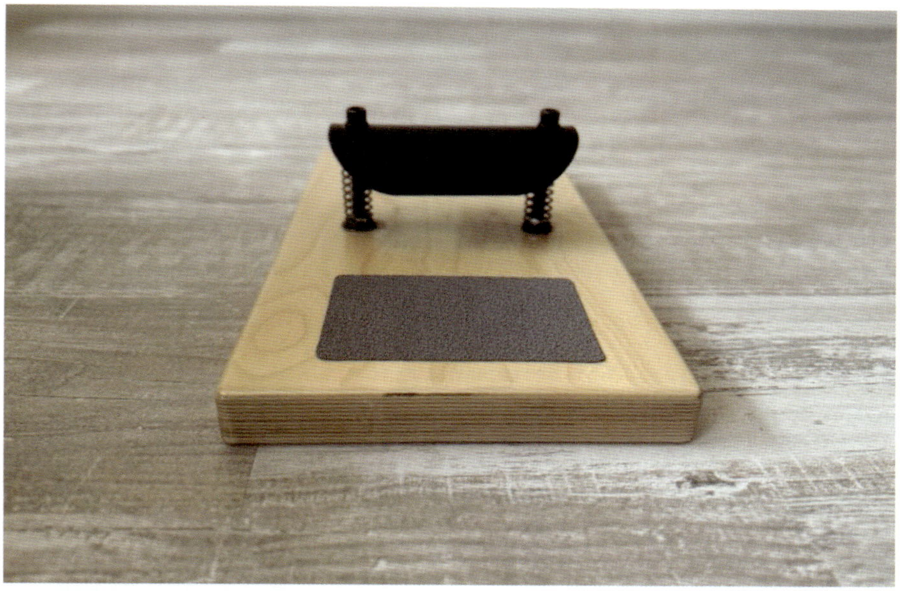

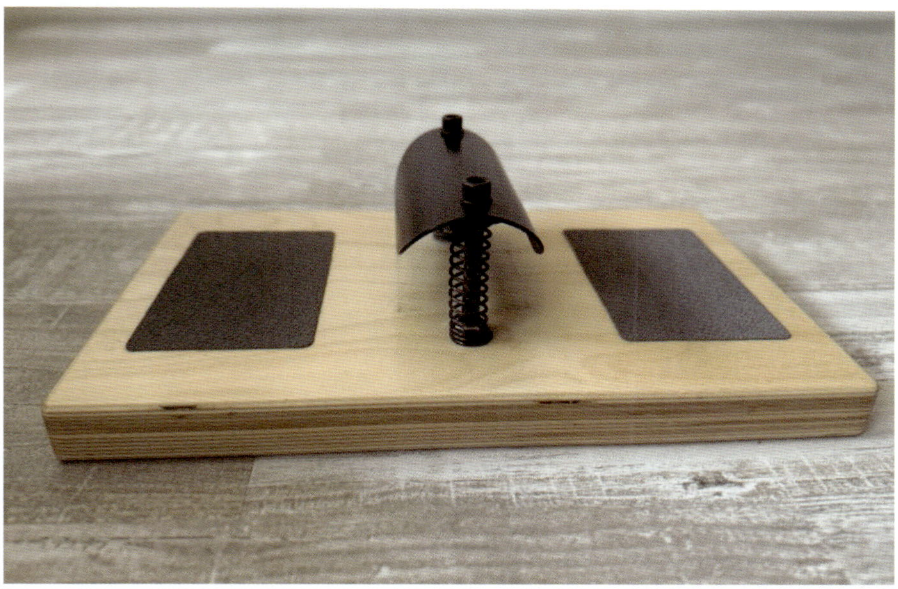

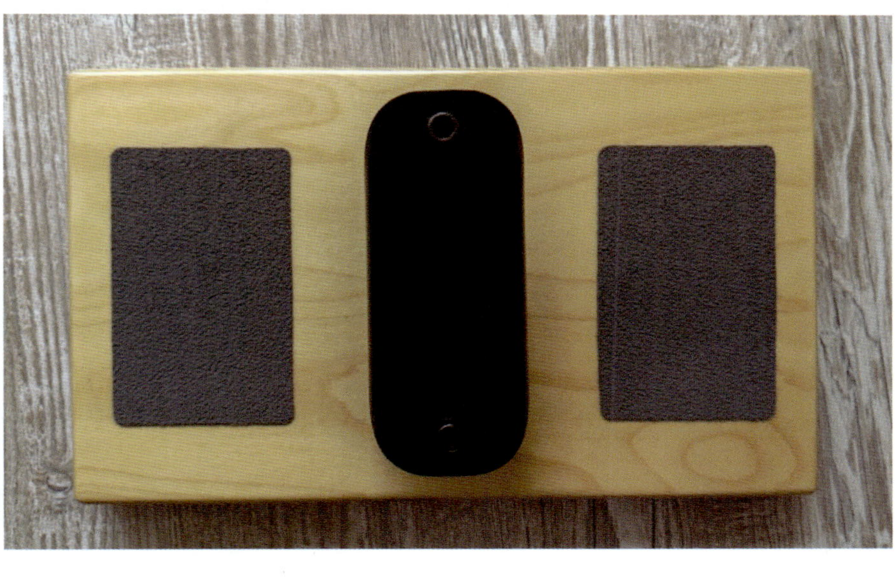

바질 필라테스 디자인(Pilates Design by Basil) – 최신 모델

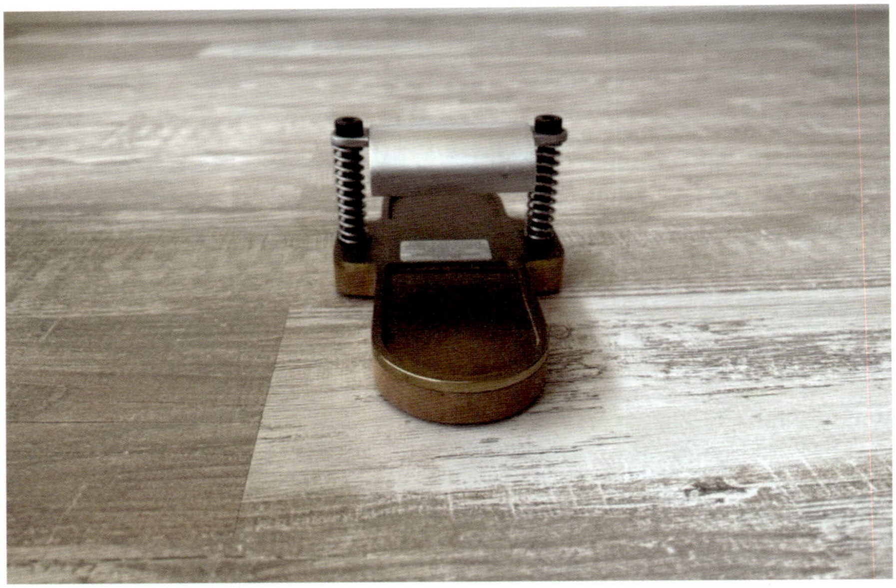

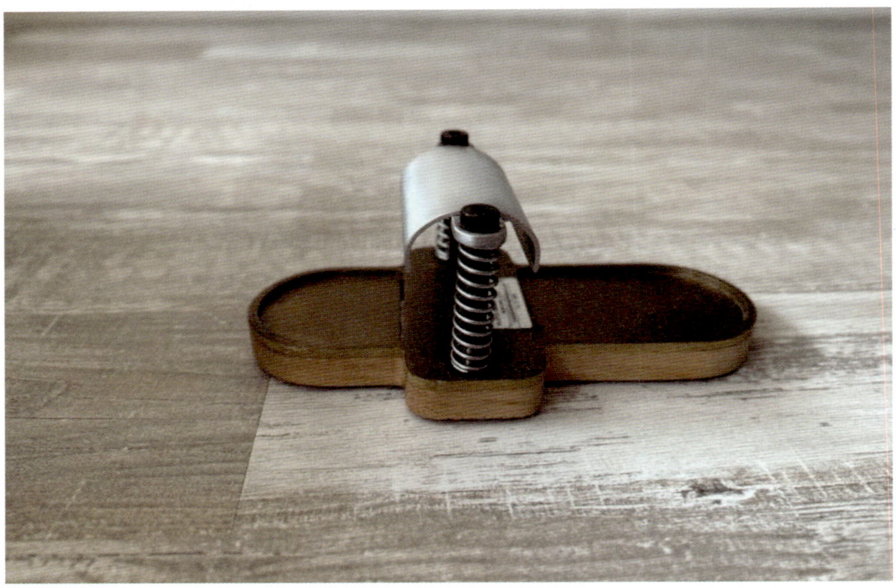

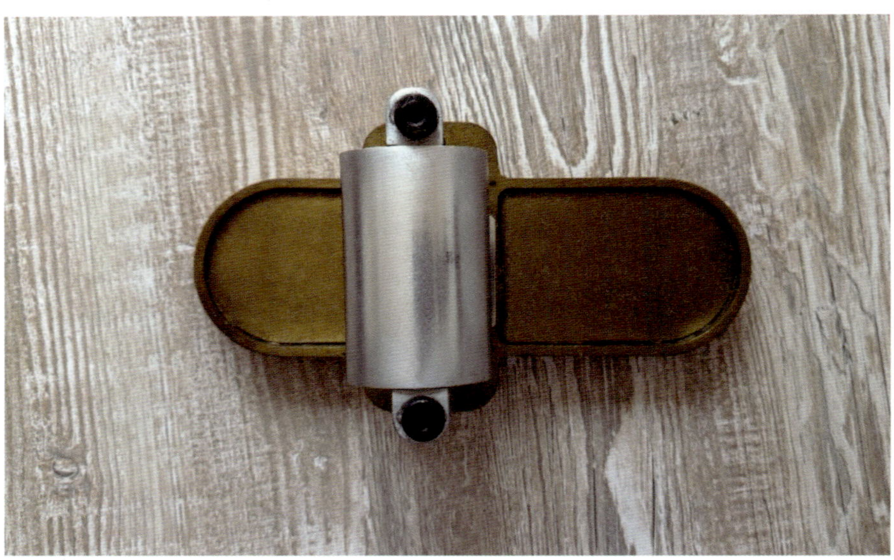

바질 필라테스 디자인(Pilates Design by Basil) - 구형 모델

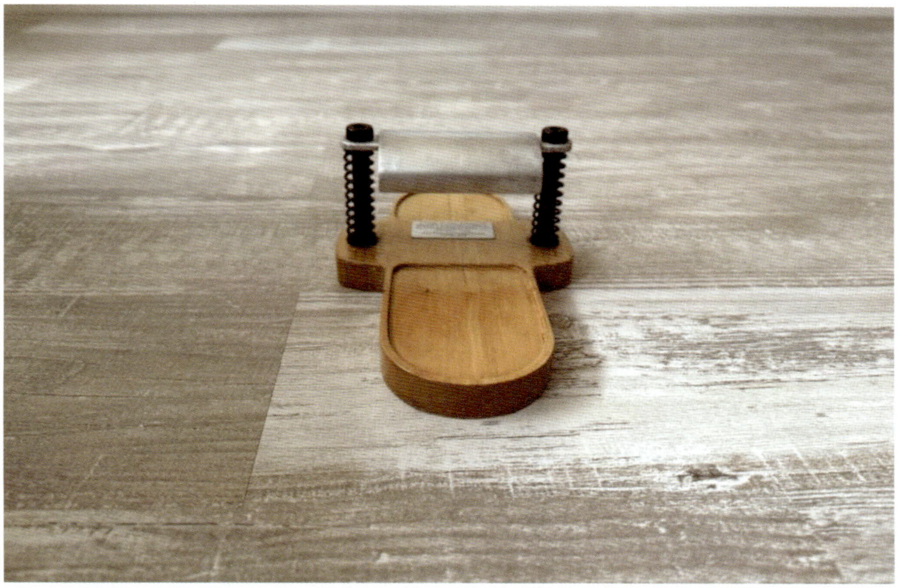

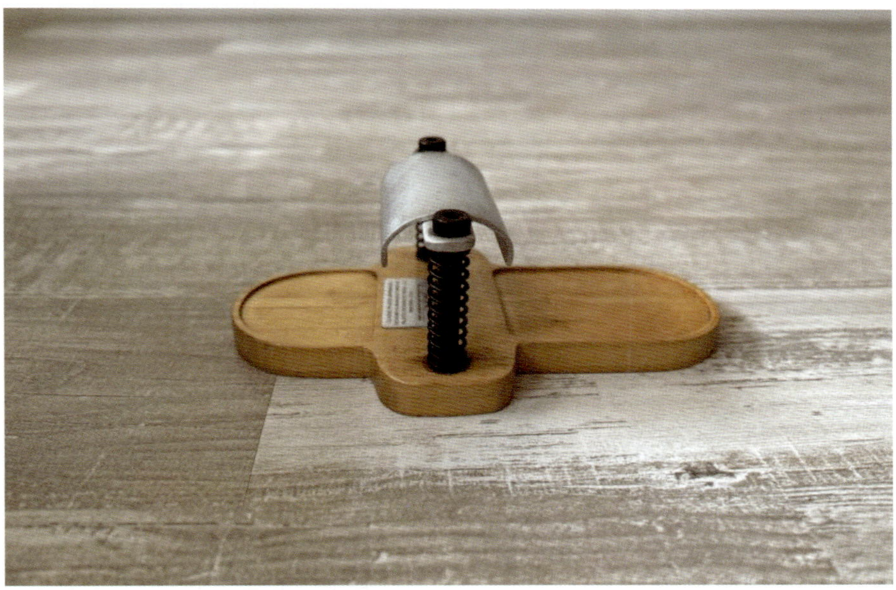

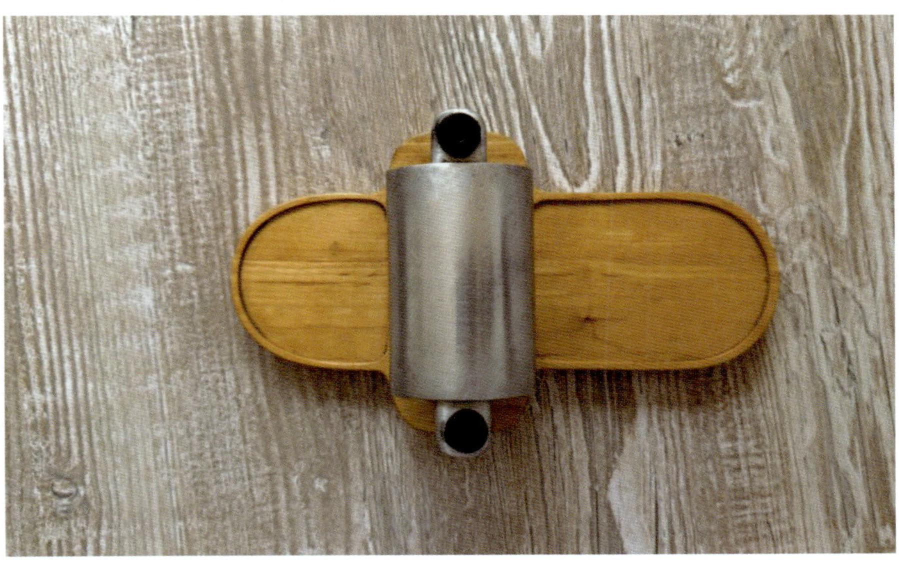

필라테스 리니지(Pilates Lineage)

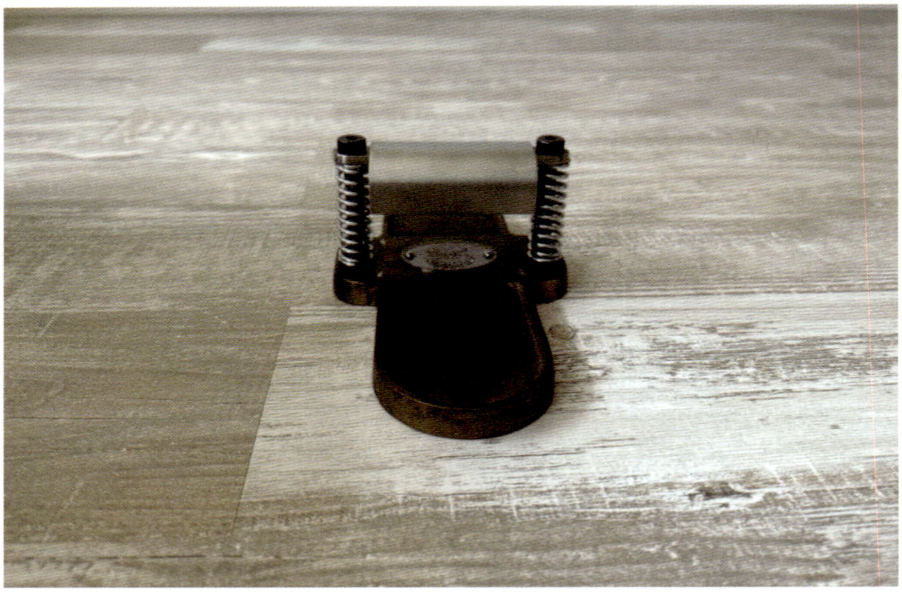

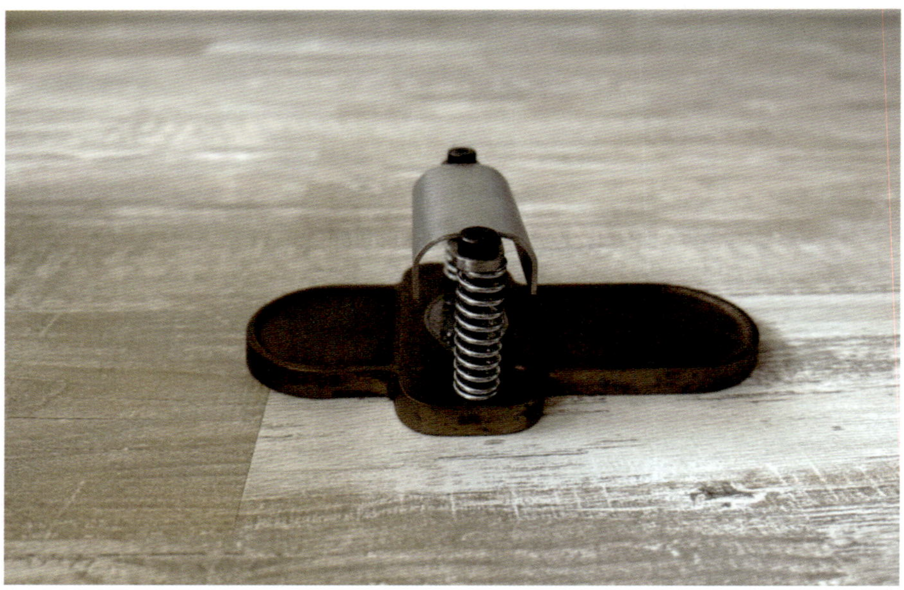

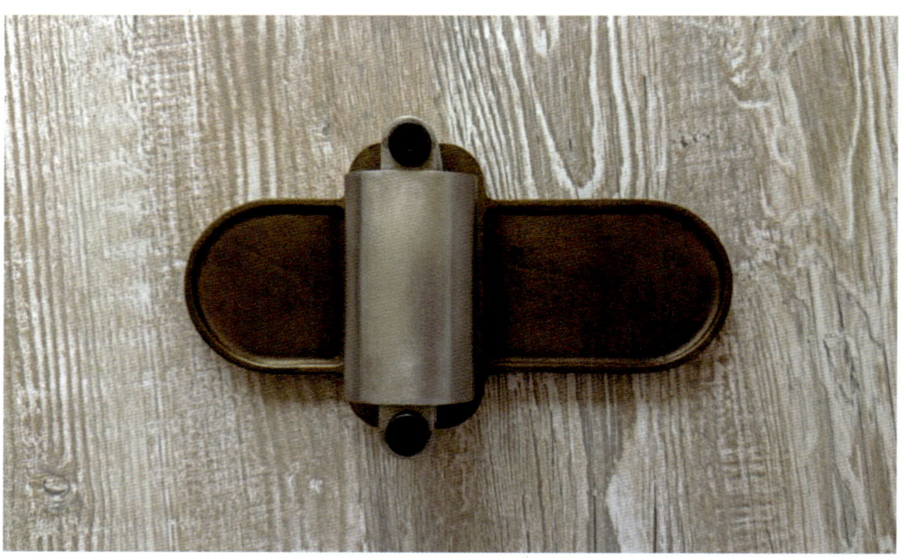

필라테스 메이드(Pilates Made)

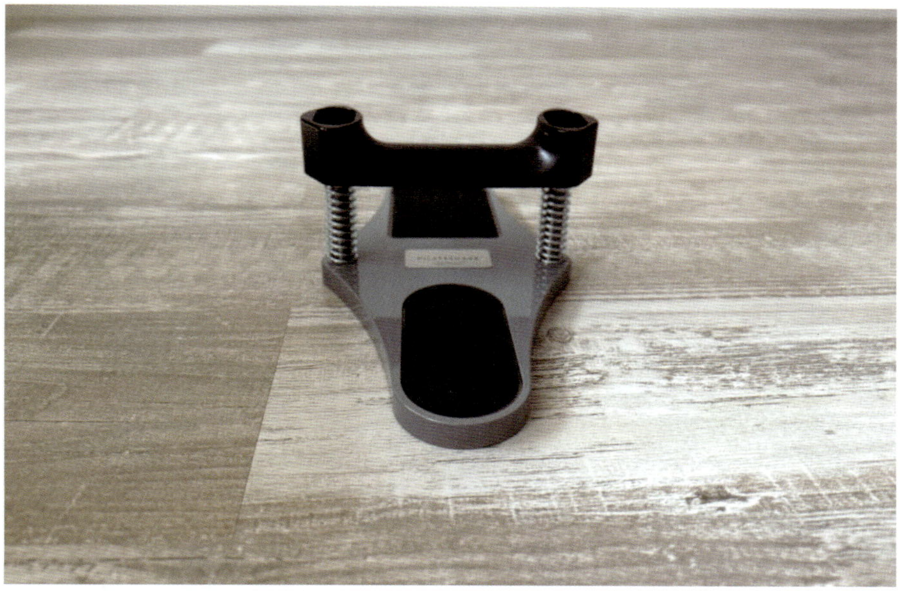

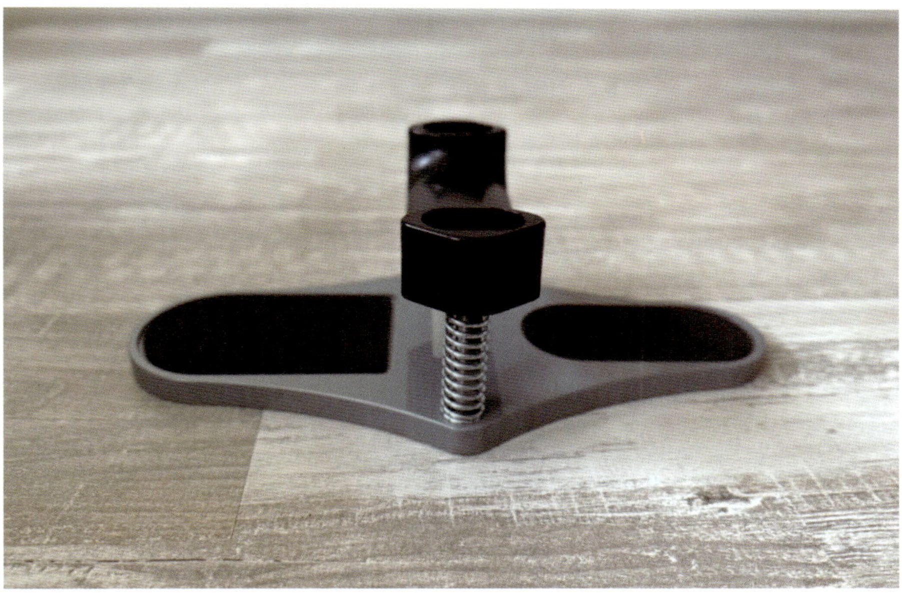

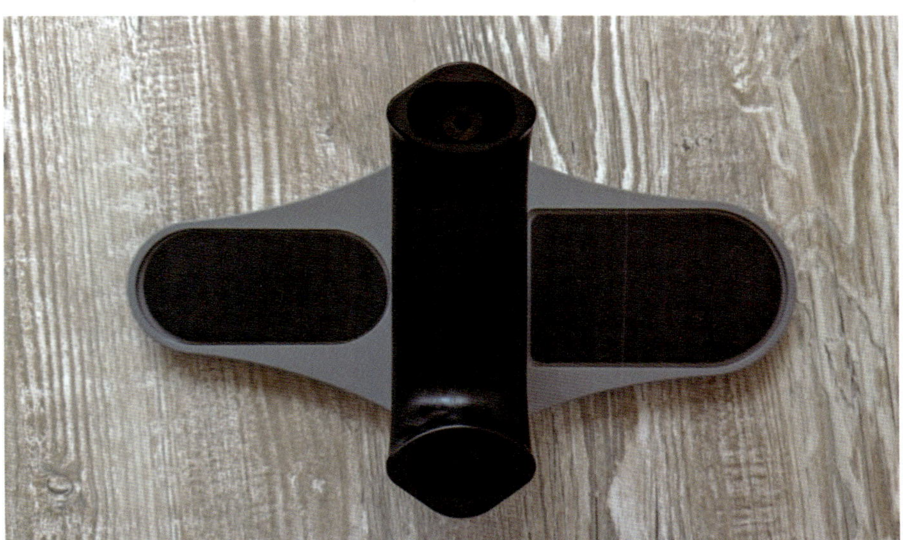

테크노 필라테스(Tecno Pilates)

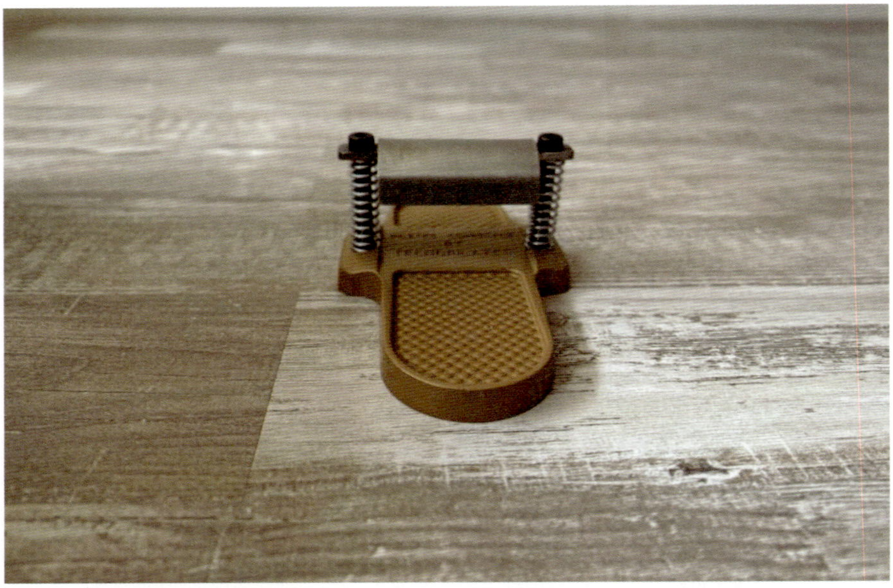

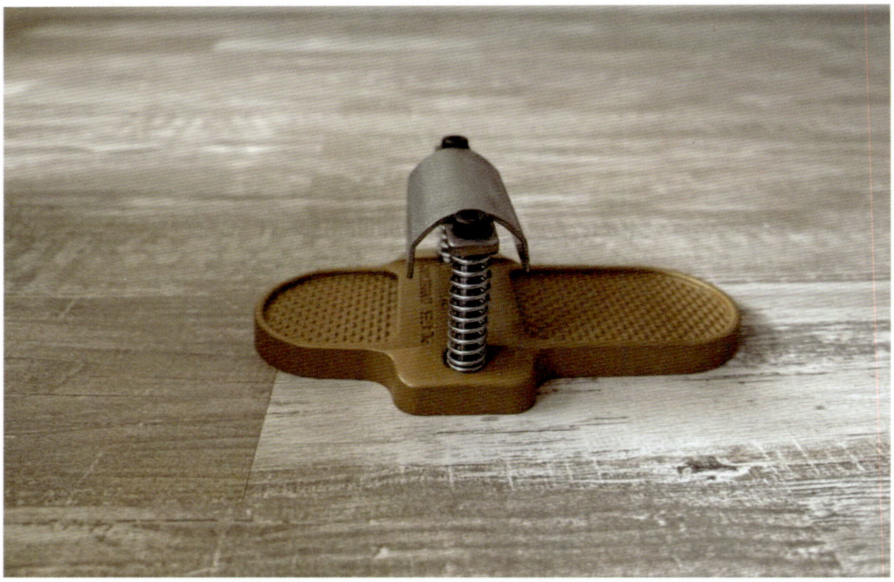

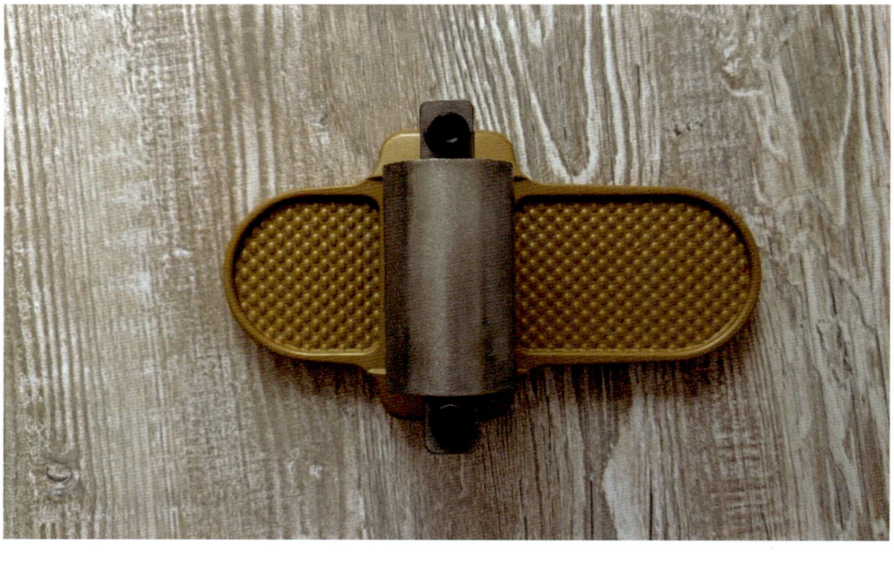

3.7 풋 코렉터 운동

3.7.1 인칭(Inching)

원작자: 론 플레처가 케이 오레에게 전수했다. 로마나 크리자노브스카가 고안한 비슷한 운동이 있지만, 자세가 더 적다.

반복 횟수: 1–3회

뒷다리: 편안한 거리만큼 벌린다. 다리를 뻗고 발을 나란히 두거나 약간 바깥쪽으로 돌린다.

동작:

- 안장을 누른다.
- 안장을 적극적으로 위로 밀어 올린다.
- 여섯 가지 자세:

안장 접촉	베이스 플레이트와의 접촉	풋 코렉터에 올린 다리
• 발가락/발가락 바닥	뒤꿈치 내리기	곧게 펴기
• 발허리발가락관절–리포머의 풋워크 운동 Prehensile에서와 같이 너클이 보이게 되어야 한다.	뒤꿈치 내리기	곧게 펴기
• 발허리발가락관절 바로 뒤, 발바닥 아치 시작 부분	뒤꿈치 내리기	곧게 펴기
• 발바닥 아치 중앙–발가락과 뒤꿈치가 모두 아래로 닿게 한다.	뒤꿈치 올리기	무릎 굽히기
• 뒤꿈치 앞쪽 – 발 아치 근처	발가락 펼치기	무릎 굽히기
• 뒤꿈치 바닥	발가락 펼치기	무릎 굽히기
운동을 역순으로 반복한다.		

(참고: 발허리발가락관절은 발바닥 중간 뼈와 다섯 발가락 뼈 사이의 관절이다).

인칭(Inching)
1 / 5

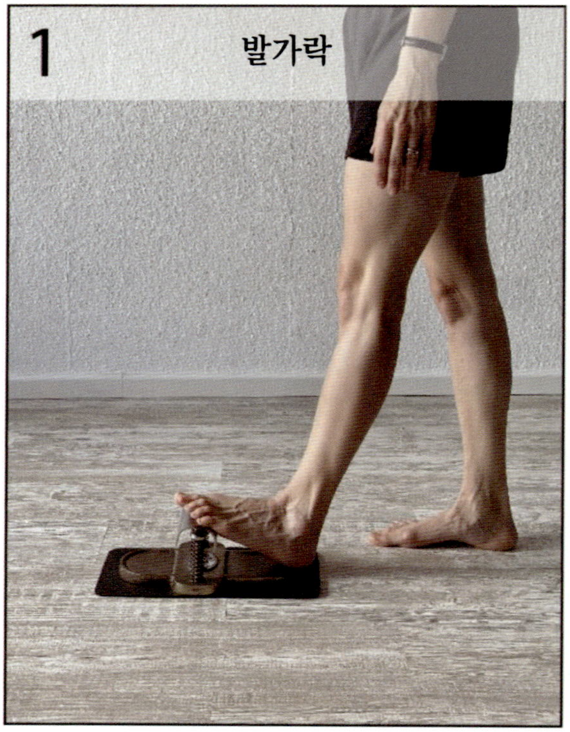

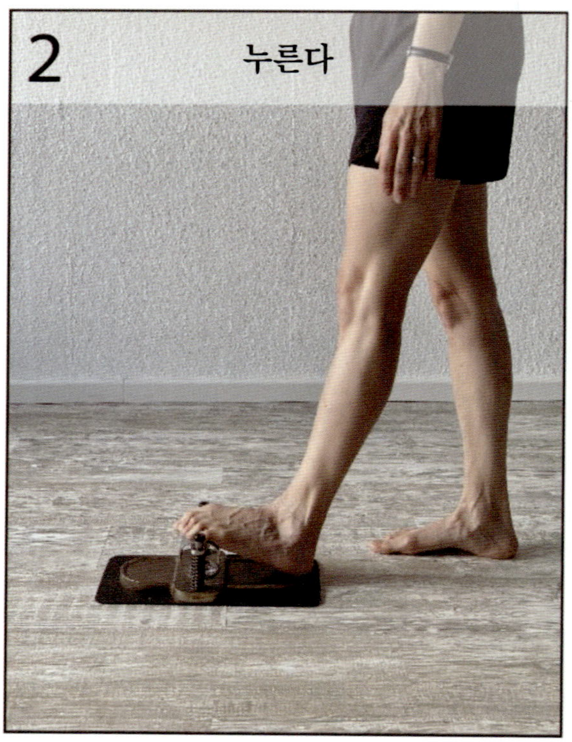

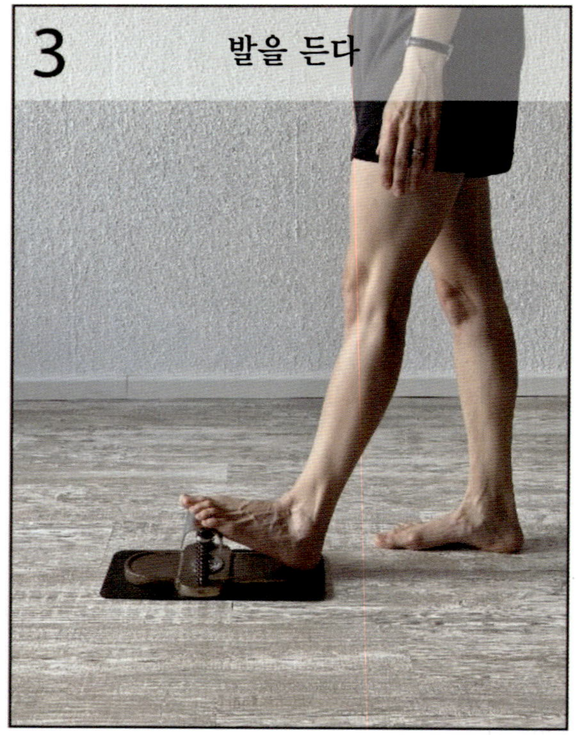

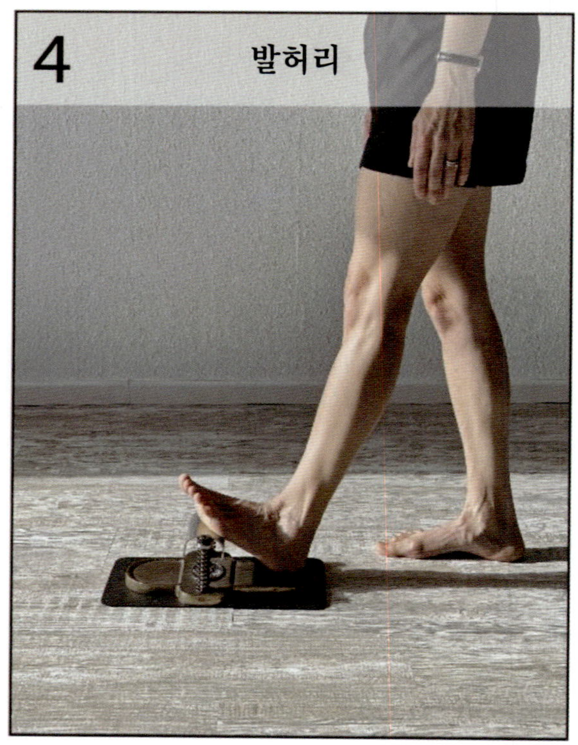

인칭(Inching)
2 / 5

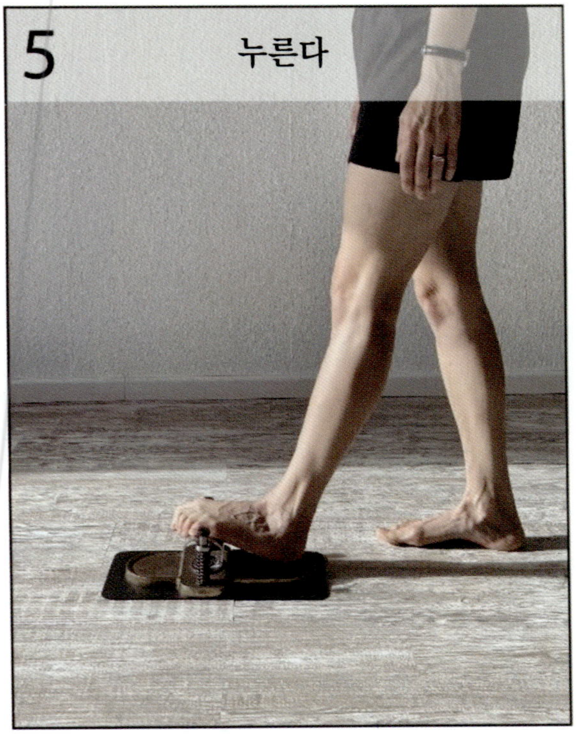

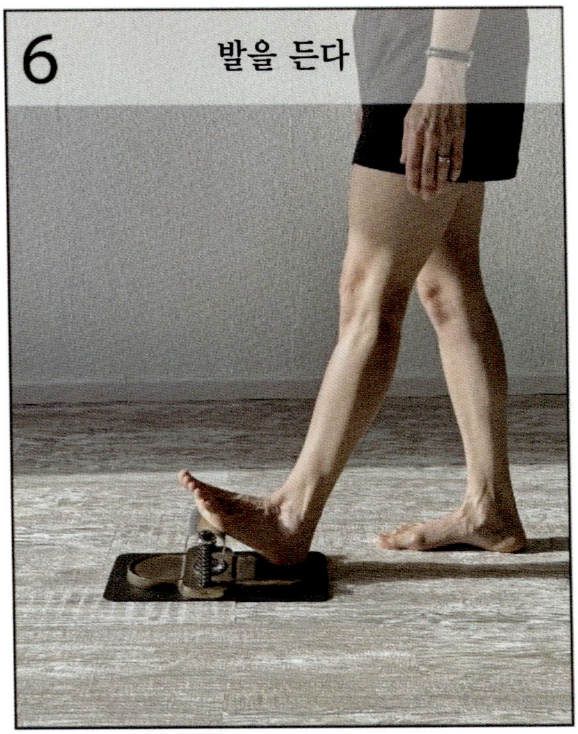

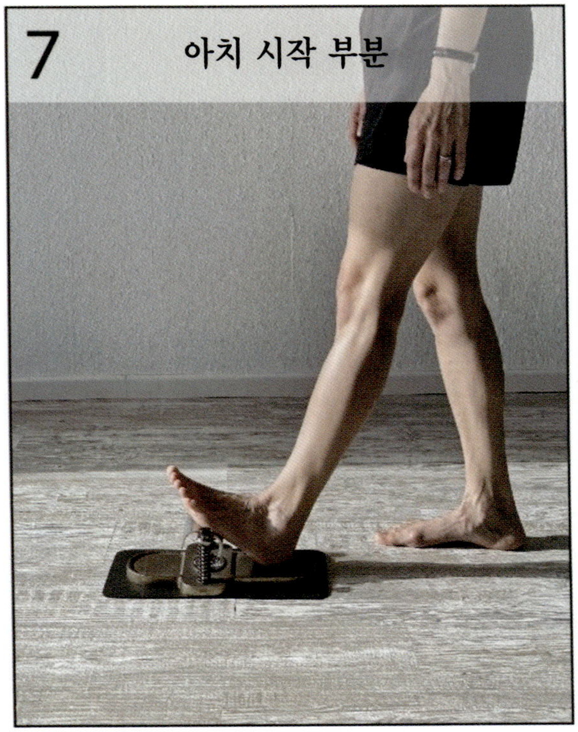

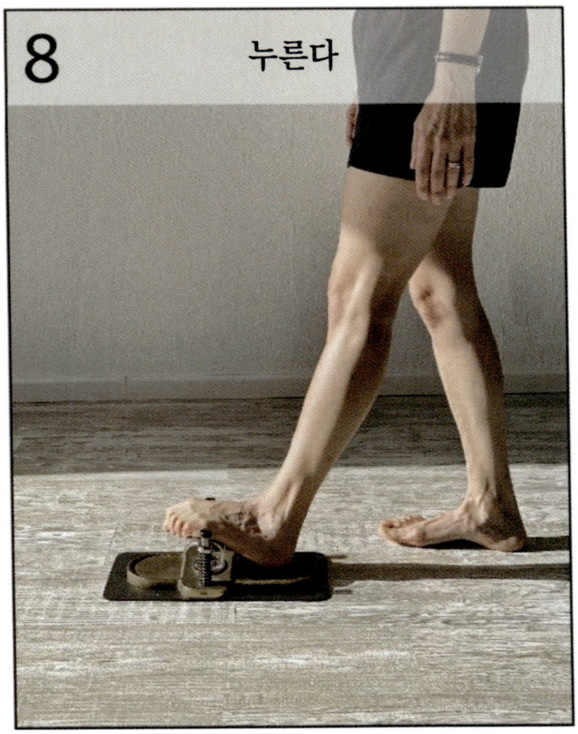

인칭(Inching)
3 / 5

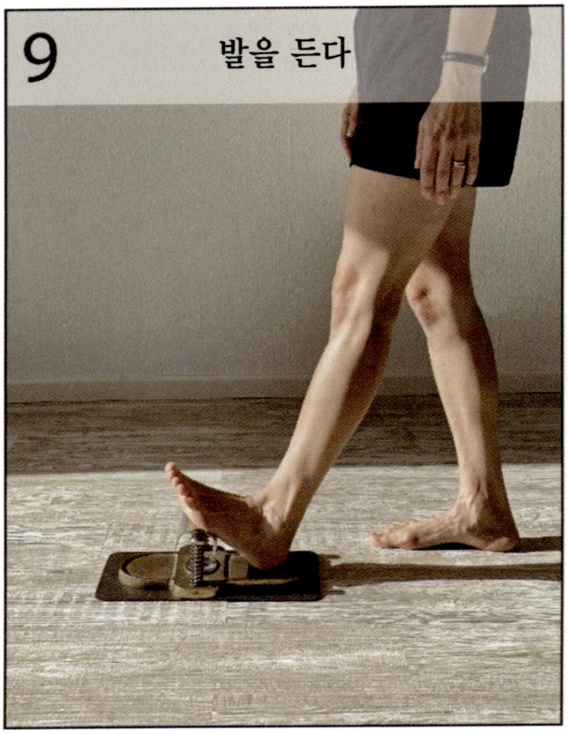

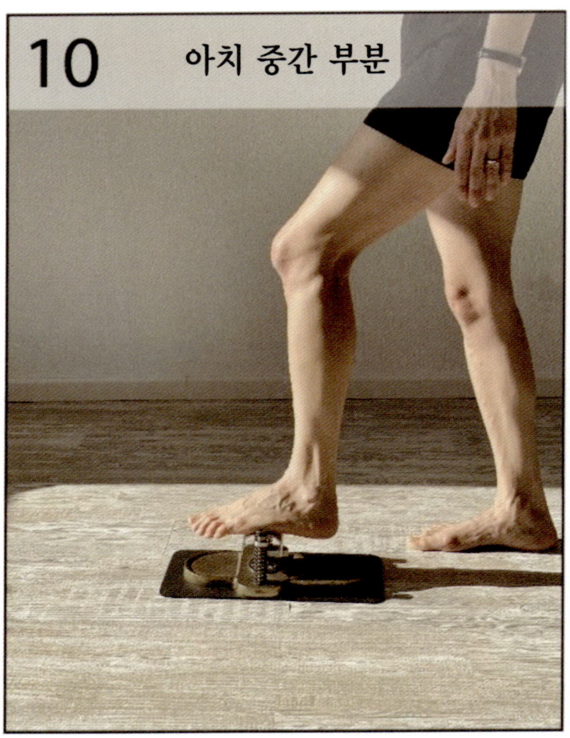

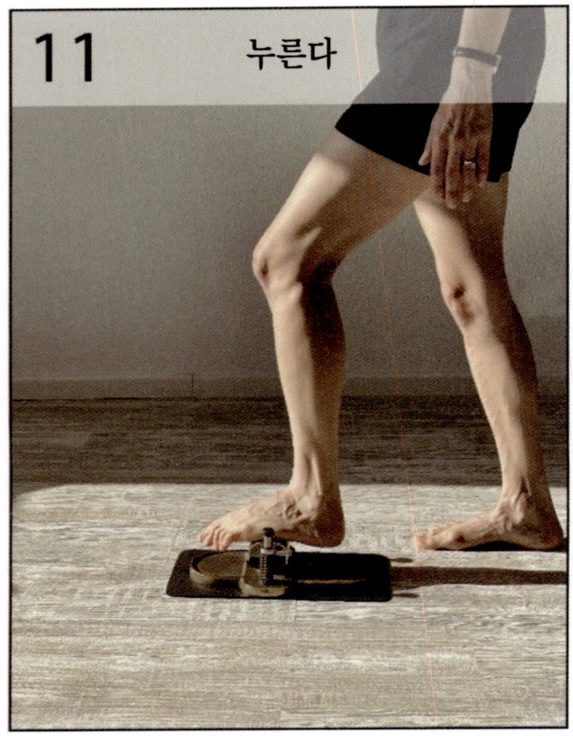

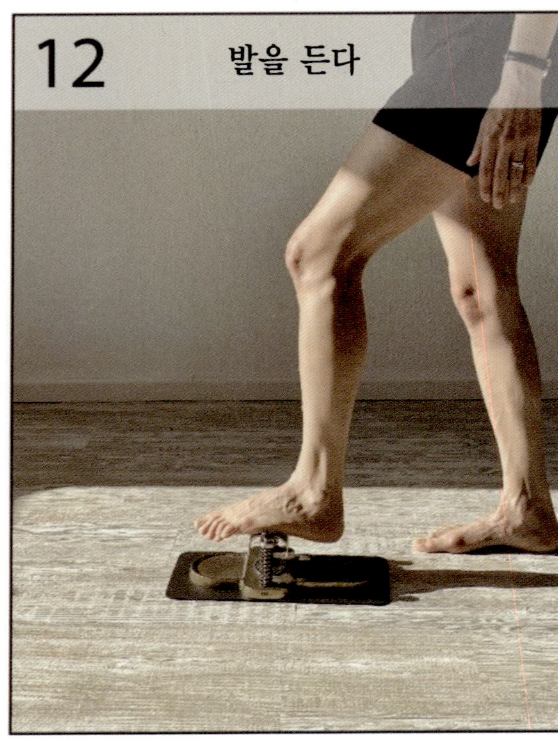

인칭(Inching)
4 / 5

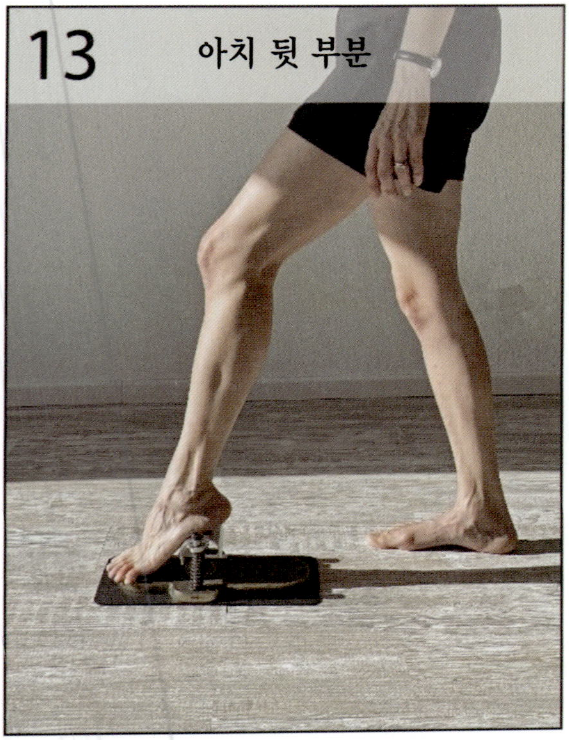

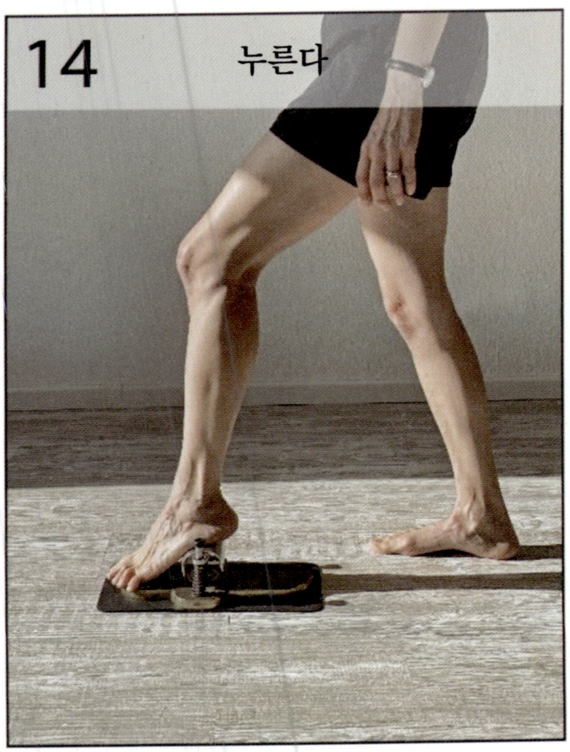

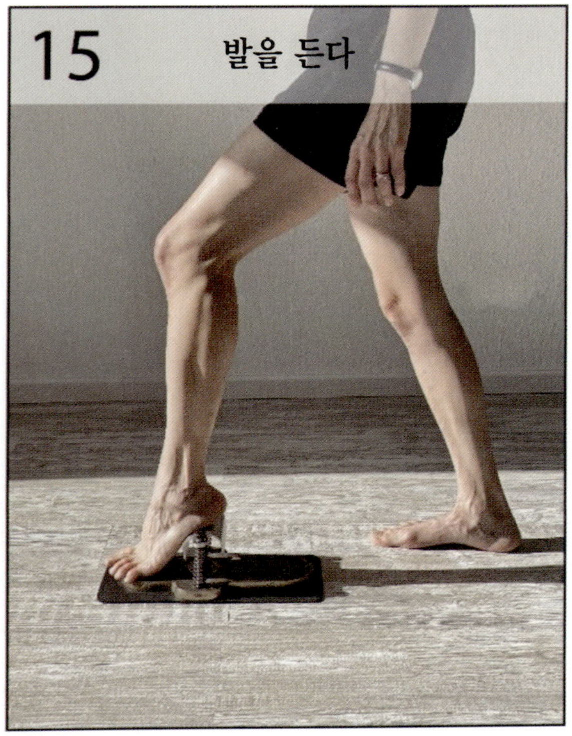

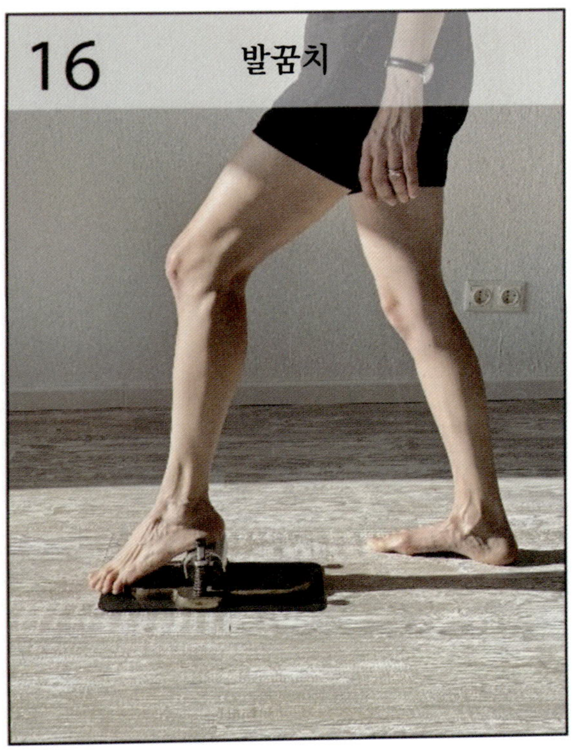

인칭(Inching)
5 / 5

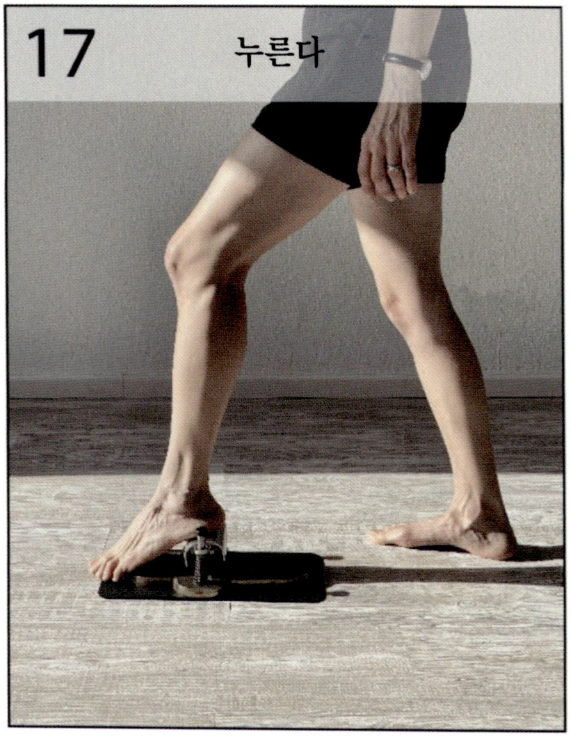

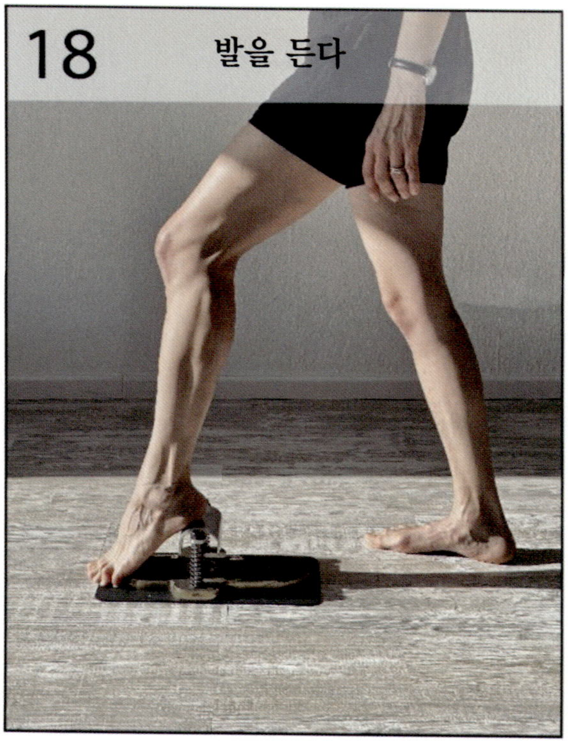

역순으로 다시 한다.

3.7.2 발가락 감싸기 – 발가락 풀기(Wrap the toes – Flex the toes)

원작자: 론 플레처

반복횟수: 3–7회

뒷다리: 편하게 느껴지는 너비만큼 벌린다.

다리는 쭉 펴고 두 발은 평행하게 두거나 약간 바깥쪽으로 돌린다.

안장 접촉: 발허리발가락관절로 안장을 잡듯이 발을 올린다. 너클이 보여야 한다.

베이스 플레이트 접촉: 뒤꿈치를 내린다.

풋 코렉터 위의 다리: 다리는 펴거나 누를 때 무릎을 굽힌다.

동작:

- 발가락으로 안장 주변을 굽혀 내리는 동안 안장을 누른다.
- 발가락을 올리고 정강이 쪽으로 구부리면서 안장을 위로 적극적으로 되돌린다.

발가락 감싸기 - 발가락 풀기(Wrap the toes - Flex the toes)
1 / 1

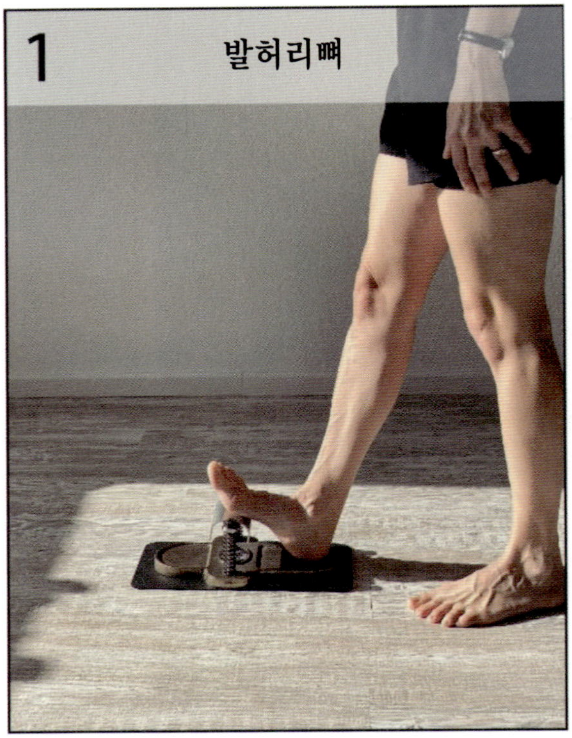

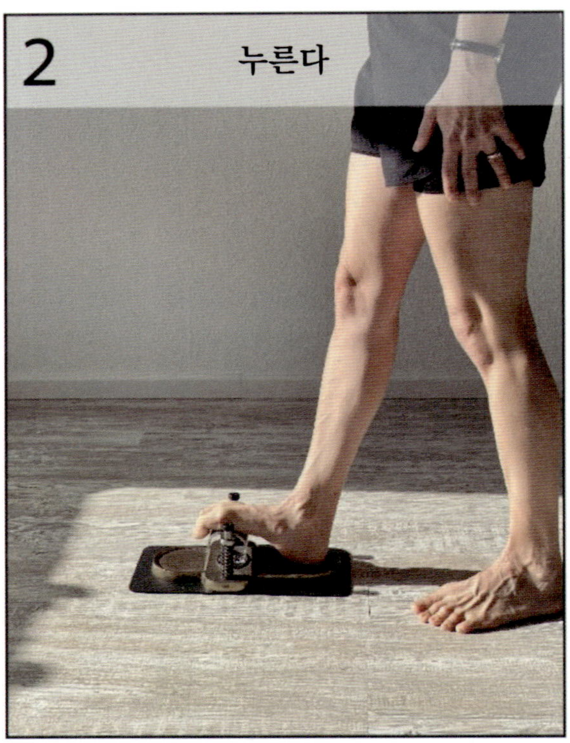

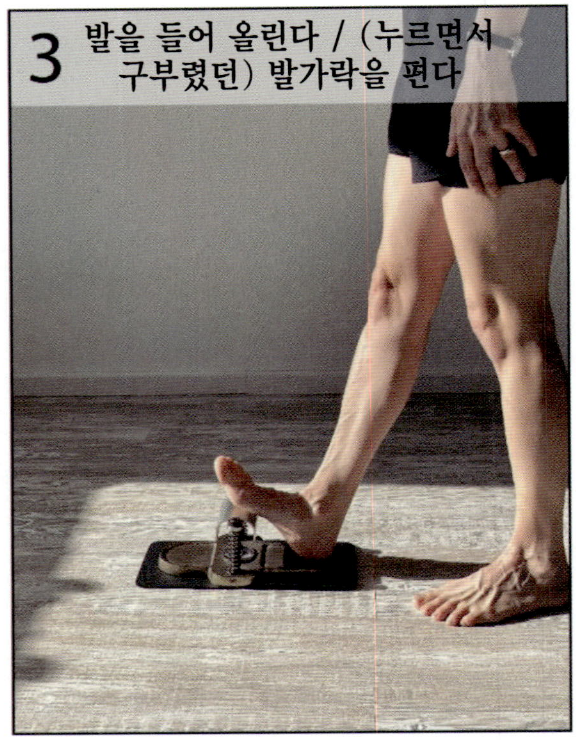

3.7.3 발 뒤꿈치를 들고 하는 발가락 운동(Toes with raised heel)

원작자: 로마나 크리자노브스카의 제자

반복 횟수: 3–7회

뒷다리: 편하게 느껴지는 너비만큼 벌린다.

다리는 쭉 펴고 두 발은 평행하게 두거나 약간 바깥쪽으로 돌린다.

안장 접촉: 발가락 및 발의 첫 볼 부분

베이스 플레이트와의 접촉: 뒤꿈치를 든다.

풋 코렉터 위의 다리: 다리를 굽힌다.

동작:

- 뒤꿈치가 들려있는 상태에서 누른다.
- 계속 뒤꿈치를 들면서 안장을 위로 되돌린다.

발 뒤꿈치를 들고 하는 발가락 운동(Toes with raised heel)

1 / 1

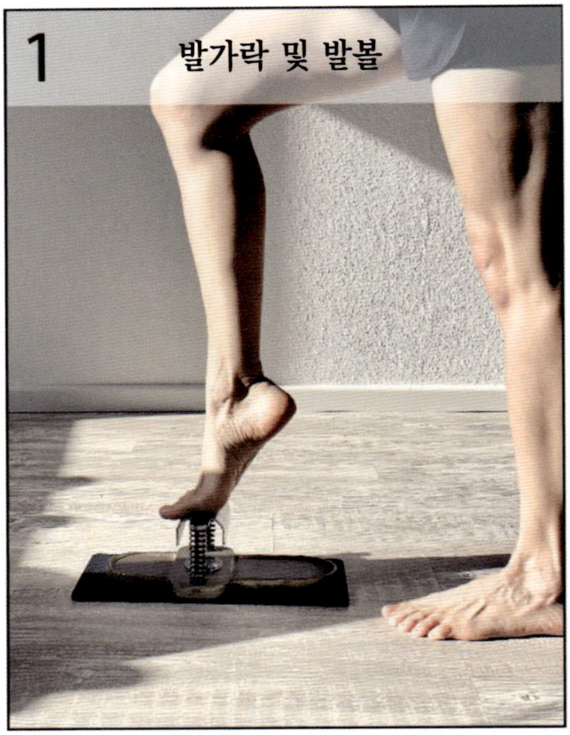

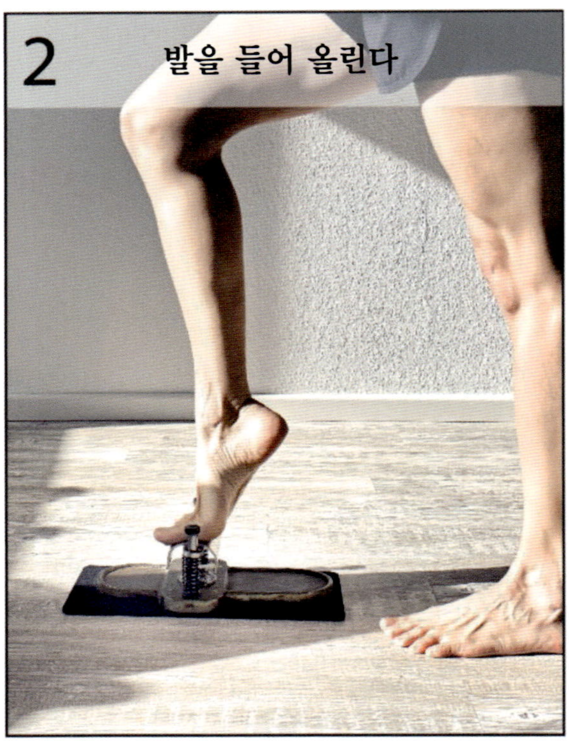

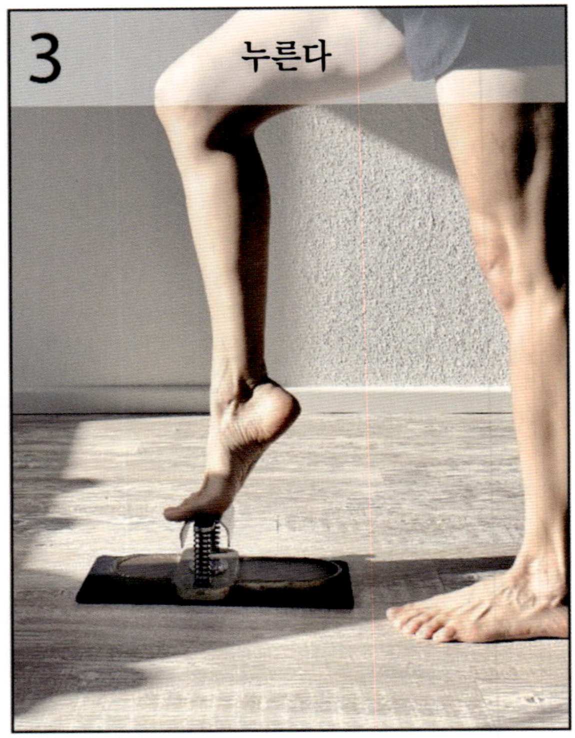

3.7.4 뒤꿈치 들어 올리기(Heel lifts)

원작자: 캐시 코리

(풋 코렉터 없이 운동 전 수행 동작: 발가락을 위로 말아 올린다. 앞이나 뒤로 기울어지지 않게 두 다리를 평행하게 붙인다)

이 운동에서 소프트 폼 공을 사용할 수 있다. 이런 공은 실내 테니스나 야구 훈련용 폼 공으로 판매되는 다양한 제품 중에 고를 수 있다. 공마다 강도가 다르므로 공을 여러 개 구매하는 것을 추천한다. 아래는 공마다 다른 강도를 보여주는 사진이다.

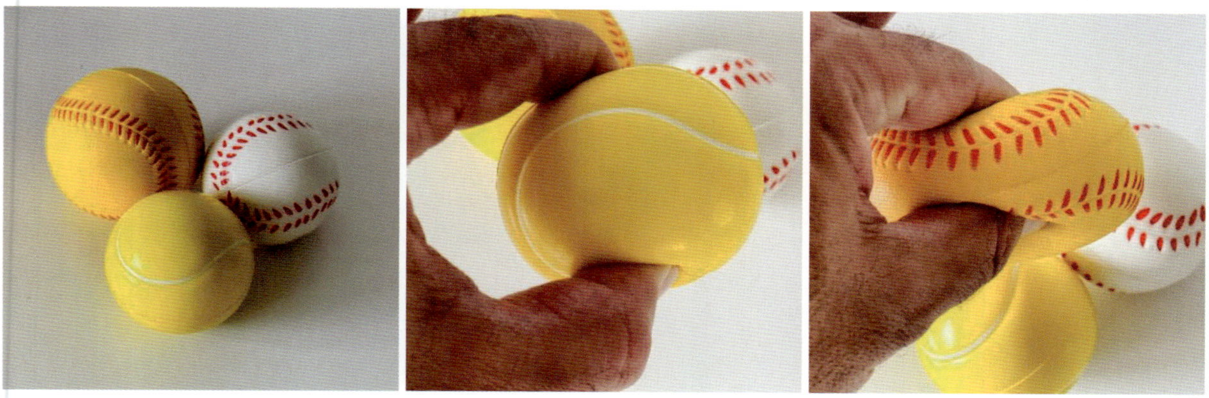

반복 횟수: 3–5회

안장과의 접촉: 발허리발가락관절로 안장을 잡듯이 발을 올린다. 너클이 보여야 한다.

베이스 플레이트와의 접촉: 뒤꿈치를 내린다.

뒷다리: 편안한 너비로 벌리고 발은 평행하게 한다. 뒤꿈치에 물렁한 공을 댄다.

동작 1

- 풋 코렉터에 올린 다리를 곧게 편다.
- 페달을 누르고 앞 무릎을 굽힌다.
- 앞다리를 다시 펴면서 페달을 눌렀던 발을 올린다.
- 뒷다리는 뒤꿈치를 둥글게 들어 올렸다 내린다. 매번 공의 중앙에 뒤꿈치 중앙을 대고 누르도록 한다.
  앞이나 뒤로 몸이 기울어지지 않아야 한다.

뒷다리 올리기(Rear leg rolls up) - 동작 1
1 / 2

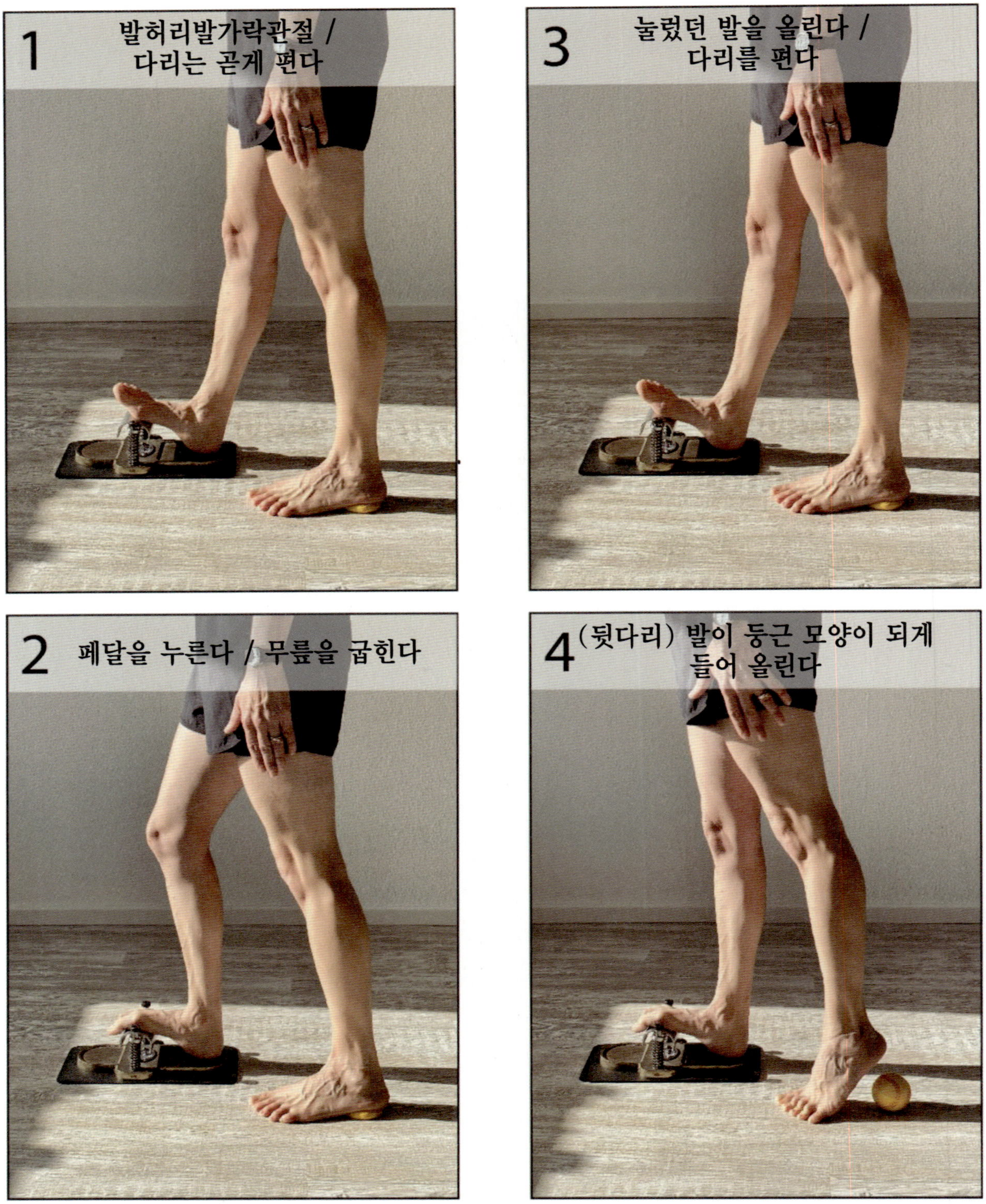

뒷다리 올리기(Rear leg rolls up) - 동작 1
2 / 2

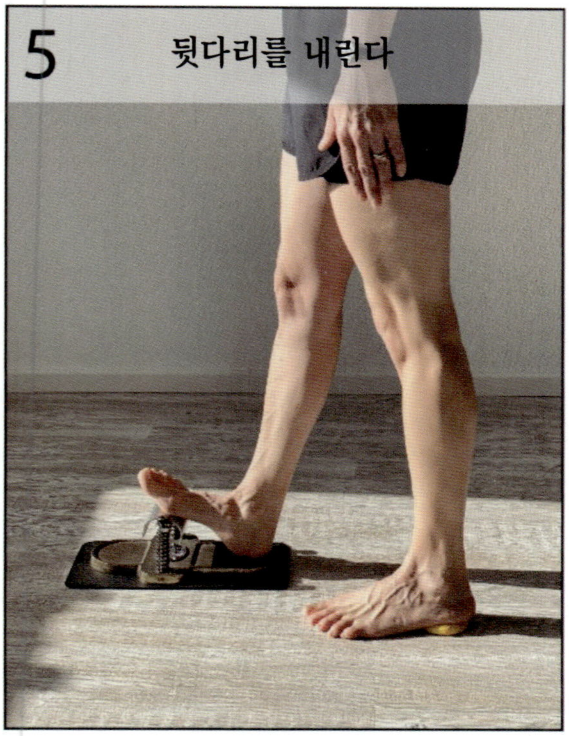

동작 2

- 풋 코렉터에 올린 다리를 굽힌다.
- 페달을 누르고 누른 상태를 유지한다.
- 뒷다리의 뒤꿈치를 들어 올리고 앞다리를 곧게 편다.
- 뒷다리의 뒤꿈치를 내리고 동시에 앞다리를 굽힌다. 매번 공의 중앙에 뒤꿈치 중앙을 대고 누르도록 한다.
- 앞 발이 안장 위로 적극적으로 복귀한다. 풋 코렉터 위의 다리는 굽힌 상태를 유지한다.

뒷다리 올리기(Rear leg rolls up) - 동작 2
1 / 2

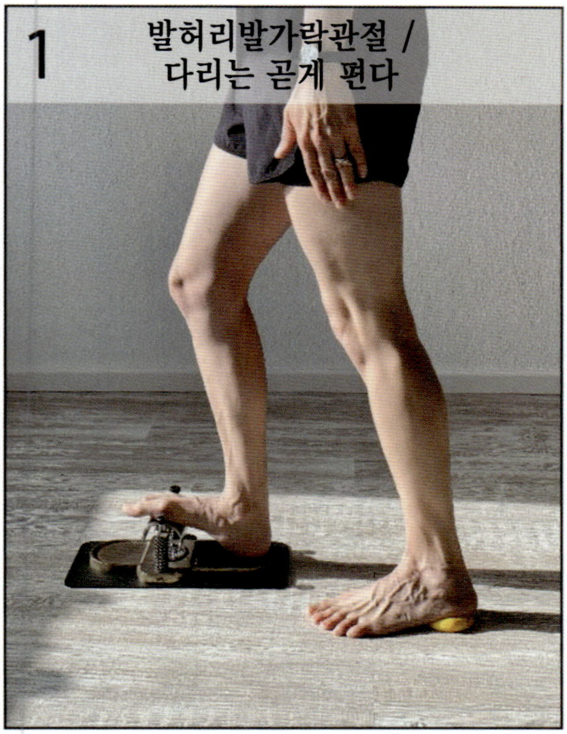
1
발허리발가락관절 /
다리는 곧게 편다

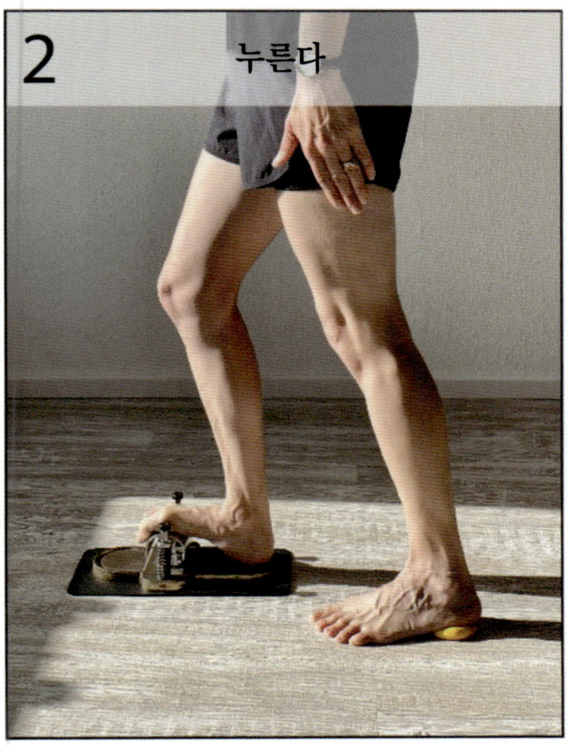
2
누른다

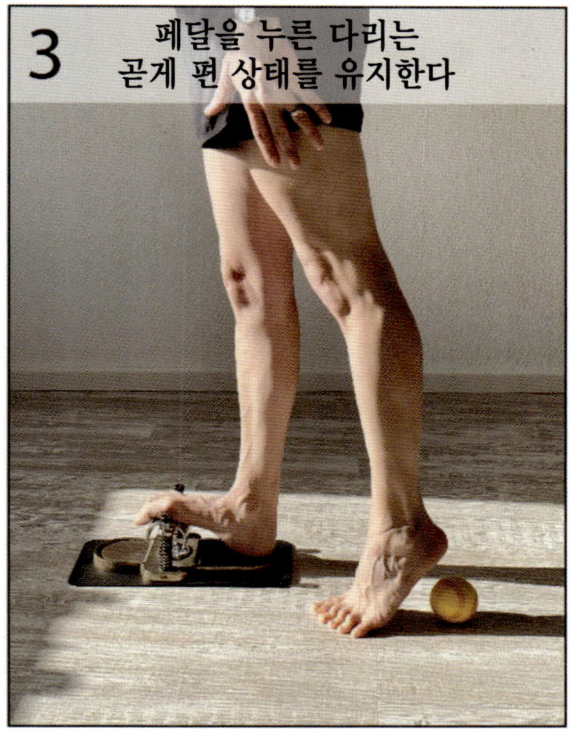
3
페달을 누른 다리는
곧게 편 상태를 유지한다

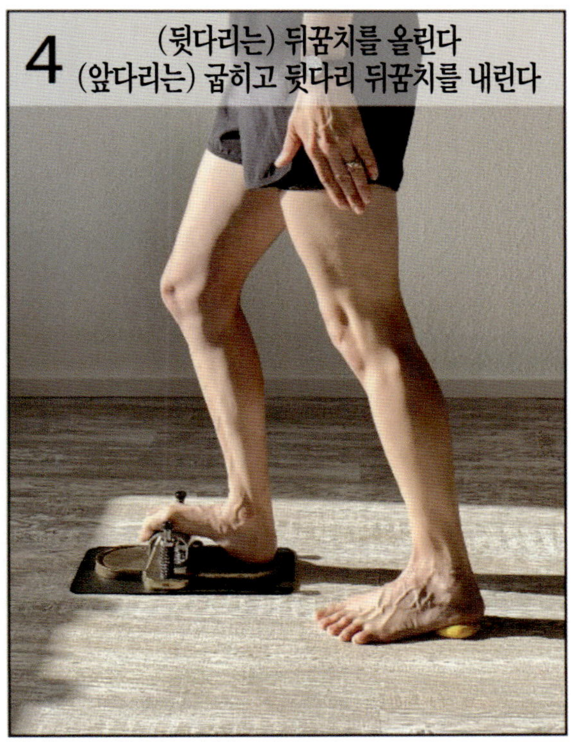
4
(뒷다리는) 뒤꿈치를 올린다
(앞다리는) 굽히고 뒷다리 뒤꿈치를 내린다

뒷다리 올리기(Rear leg rolls up) - 동작 2
2 / 2

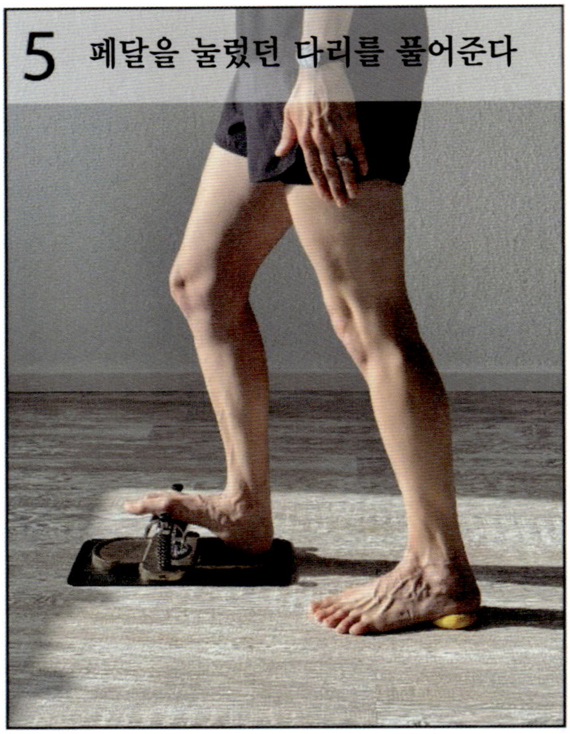

3.7.5 황새다리 운동(Stork)

원작자: 론 플레처, 캐시 코리의 지침을 기반으로 함

반복 횟수: 3–5회

안장과의 접촉: 발허리발가락관절로 안장을 잡듯이 발을 올린다. 너클이 보여야 한다.

베이스 플레이트와의 접촉: 뒤꿈치를 내린다.

뒷다리: 다리를 곧게 편다.

동작:

- 페달을 누른다.
- 뒷다리의 뒤꿈치를 든다. 몸이 전체적으로 앞이나 뒤로 기울지 않도록 한다.
- 체중을 풋 코렉터에 올린 다리에 싣는다. 이 때 페달의 높이는 변하지 않는다. 페달을 완전히 내리면 이 동작을 훨씬 쉽게 수행할 수 있다. 이 동작이 어렵다면 페달을 끝까지 밟지 않는다.
- 뒷다리를 들어 무릎을 굽히고 풋 코렉터와 균형을 이루도록 한다.
- 다리를 굽힐 때 다른 자세도 가능하다. 테이블 탑 자세를 하거나 황새(stork) 동작을 한다.
- 굽힌 다리를 다시 바닥에 놓고 시작 자세를 취한 후 발을 둥글게 하면서 내린다. 체중이 양 발에 골고루 분산되게 한다(50:50).
- 앞발로 페달을 위로 적극적으로 복귀시킨다.

황새다리 운동(Stork)
1 / 2

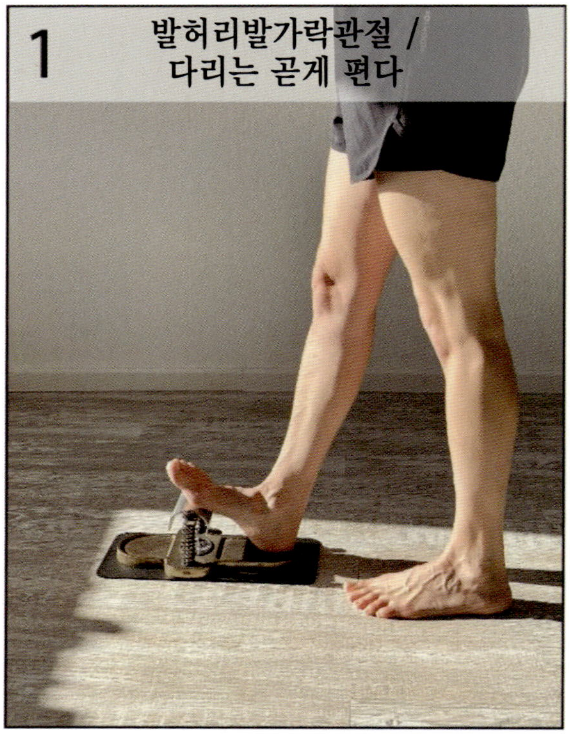

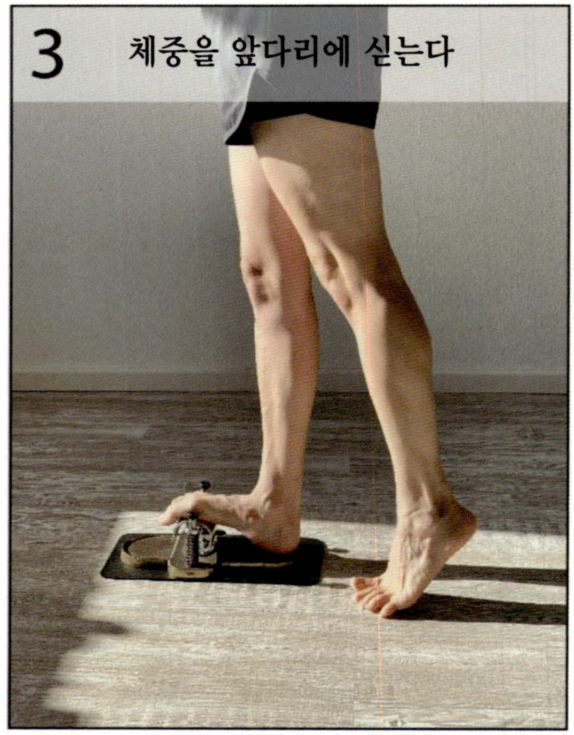

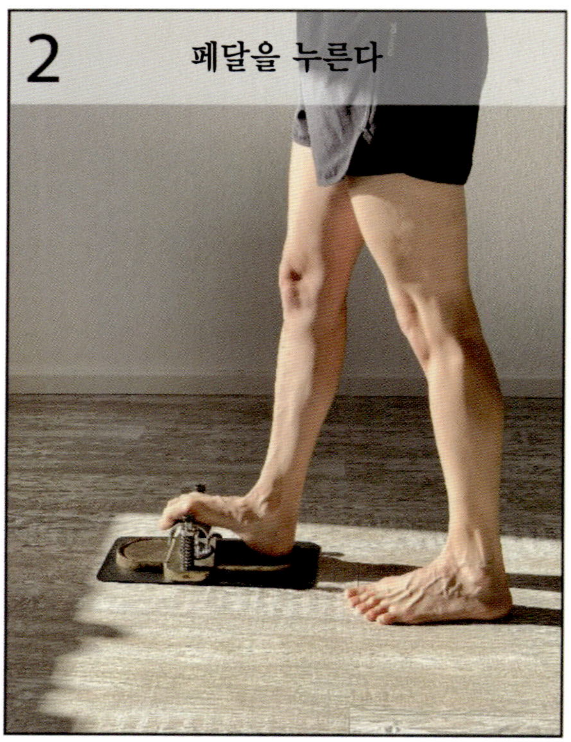

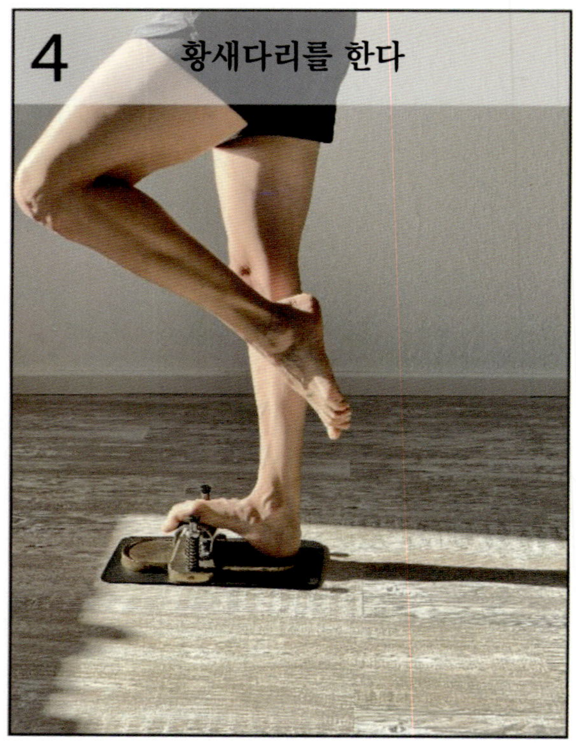

황새다리 운동(Stork)
2 / 2

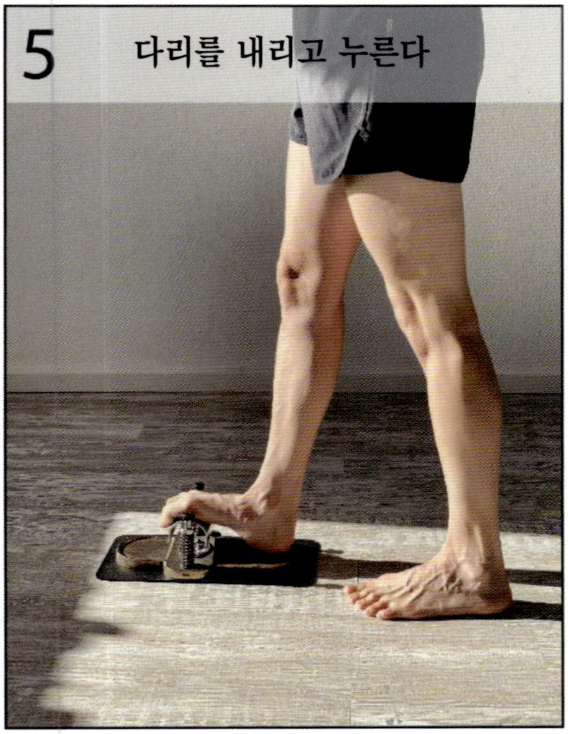

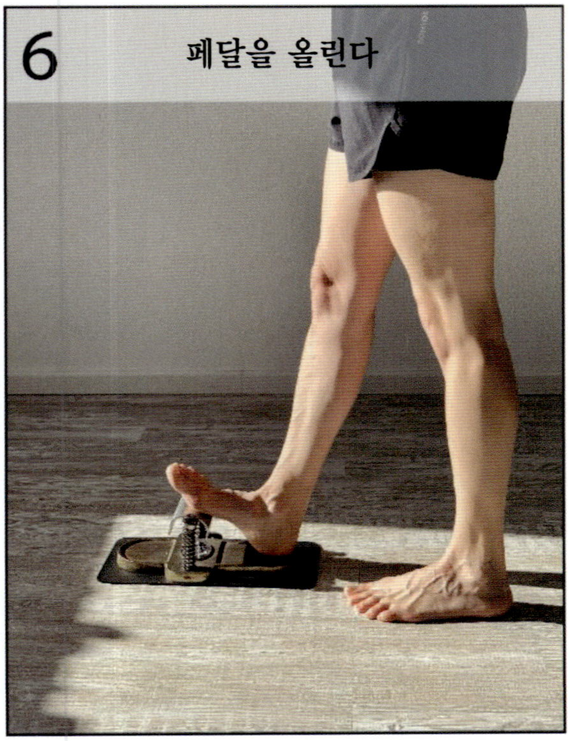

3.7.6 다양한 다리 자세(Different positions of the leg)

원작자: 캐시 코리

반복 횟수: 자세 당 1회

안장과의 접촉: 발허리발가락관절로 안장을 잡듯이 발을 올린다. 너클이 보여야 한다.

베이스 플레이트와의 접촉: 뒤꿈치를 내린다.

풋 코렉터 위의 다리: 곧게 편다.

뒷다리: 앞다리에서 멀리 뒤로 보낸 자세로 시작한다. 풋 코렉터에서 발 길이 정도 뒤에 둔다. 뒷다리를 곧게 펴고 발을 평행하게 둔다.

동작을 수행하면서 뒷다리는 줄을 따라 한 발씩 앞으로 이동한다.

동작:

- 페달을 누르고 앞 무릎을 굽힌다. 페달을 누른 상태를 유지한다.
- 뒷다리의 뒤꿈치를 올린다. 이때 앞다리는 곧게 펴져 있어야 한다.
- 풋 코렉터 위에 올린 다리에 체중을 완전히 싣는다.
  이 때 페달의 높이는 변하지 않는다. 페달을 완전히 내리면
  이 동작을 훨씬 쉽게 수행할 수 있다.
  이 동작이 어렵다면 페달을 끝까지 밟지 않는다.
- 뒷다리를 들고 앞으로 가져온다. 뒷다리의 발가락은
  풋 코렉터에 올려진 발뒤꿈치와 같은 높이에 있어야 한다.
- 페달을 위로 올린다. 다리는 곧게 편 상태를 유지한다.

- 페달을 누르고 앞 무릎을 굽힌다. 페달을 누른 상태를 유지한다.
- 뒷다리의 뒤꿈치를 올린다. 이때 앞다리는 곧게 펴져 있어야 한다.
- 풋 코렉터 위에 올린 다리에 체중을 완전히 싣는다.
  이 때 페달의 높이는 변하지 않는다. 페달을 완전히 내리면
  이 동작을 훨씬 쉽게 수행할 수 있다.
  이 동작이 어렵다면 페달을 끝까지 밟지 않는다.

- 뒷다리를 들고 앞으로 가져온다.
- 양 다리의 뒤꿈치 높이를 동일하게 한다. 발은 평행하게 한다(골반을 평행하게 하고 싶다면 필요에 따라 풋 코렉터에 있는 다리를 굽힐 수 있다).
- 페달을 위로 올린다. 다리는 곧게 편 상태를 유지한다.
- 페달을 누르고 앞 무릎을 굽힌다. 페달을 누른 상태를 유지한다.
- 앞다리를 곧게 펴는 동시에 뒷다리 발꿈치를 들어 올린다.
- 풋 코렉터 위에 올린 다리에 체중을 완전히 싣는다.
  이 때 페달의 높이는 변하지 않는다. 페달을 완전히 내리면
  이 동작을 훨씬 쉽게 수행할 수 있다.
  이 동작이 어렵다면 페달을 끝까지 밟지 않는다.
- 뒷다리를 들고 앞으로 가져온다.
- 전에 뒤에 있던 발의 뒤꿈치가 풋 코렉터에 있는 발가락 앞에 있게 된다.
- 앞다리에는 체중을 약간만 싣거나 거의 싣지 않는다.
- 페달을 위로 올린다. 다리는 곧게 편 상태를 유지한다.
- 바닥에 대고 있는 다리를 원래 위치로 되돌린다.

다양한 다리 자세(Different positions of the leg)

1 / 4

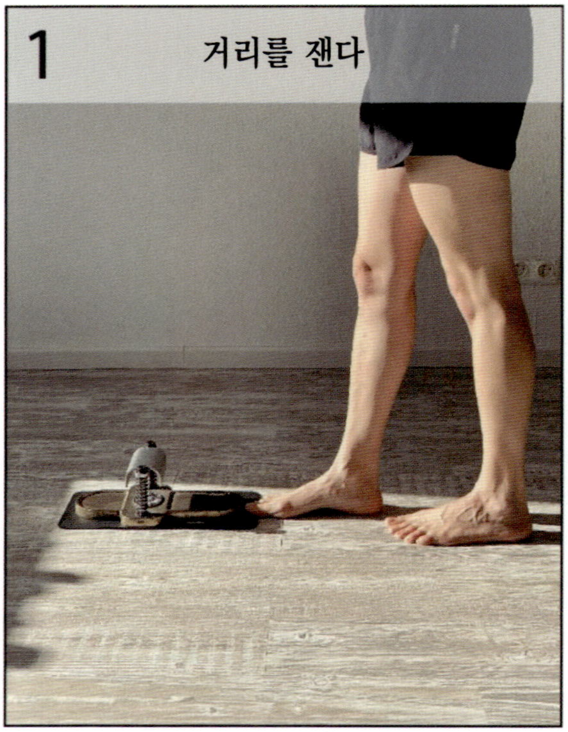

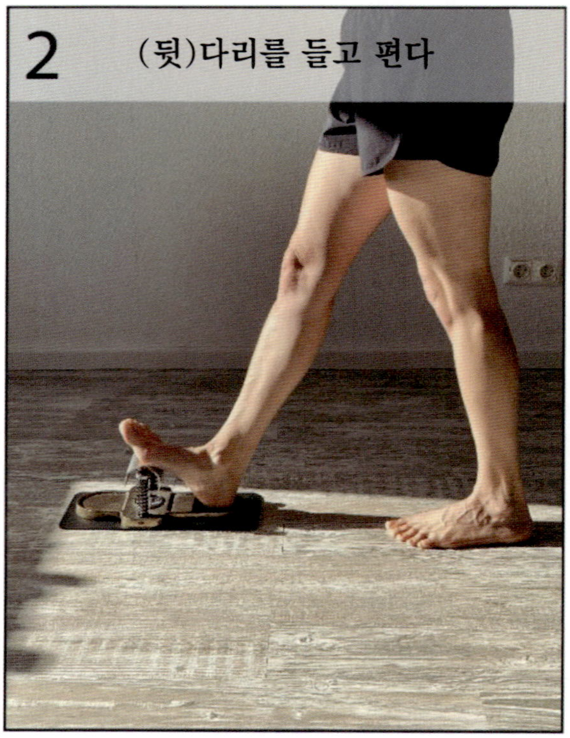

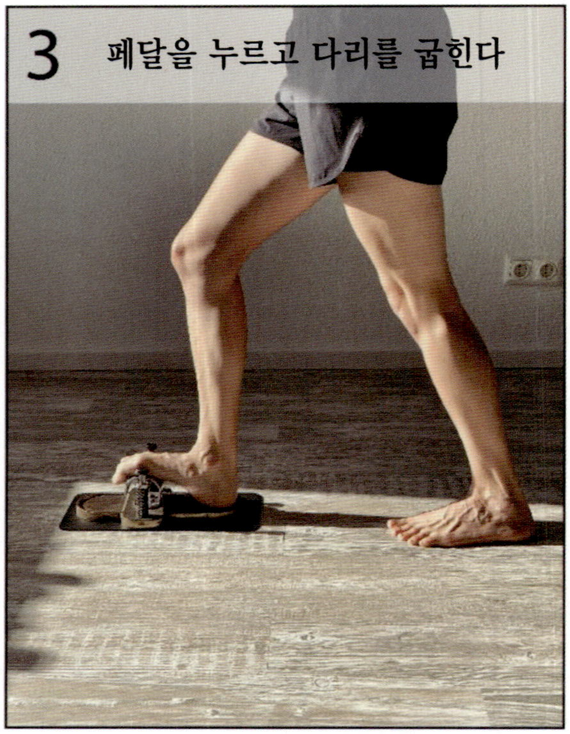

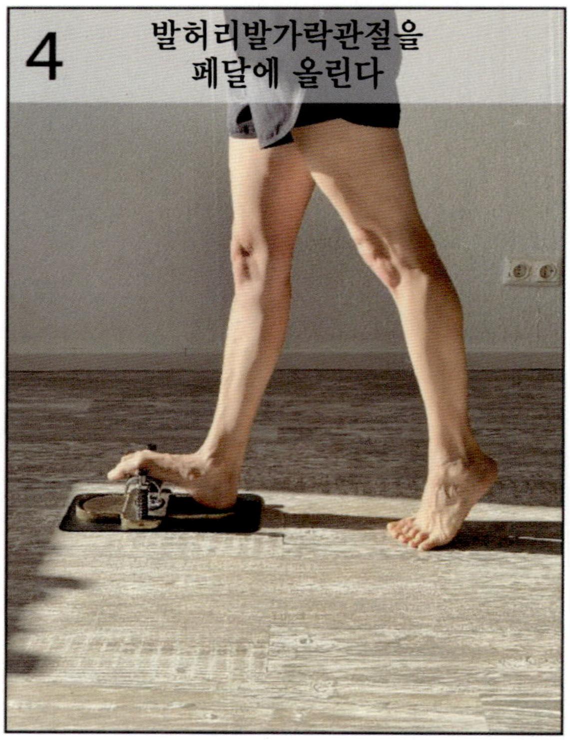

다양한 다리 자세(Different positions of the leg)
2 / 4

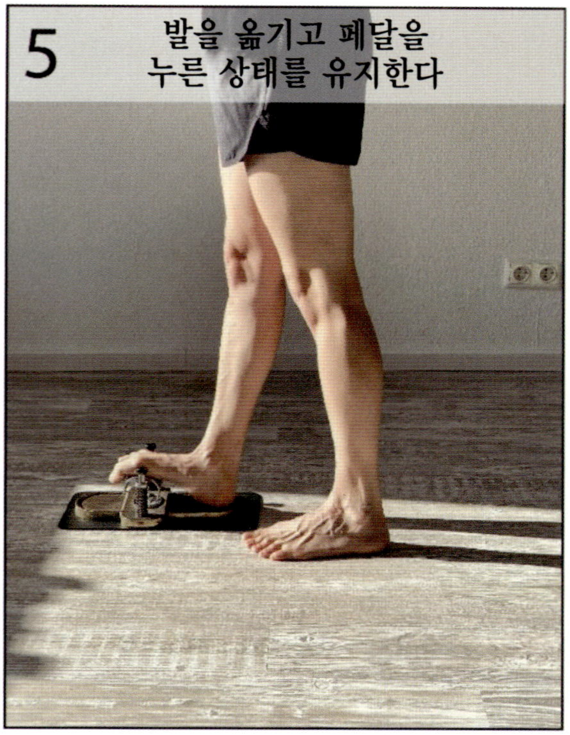

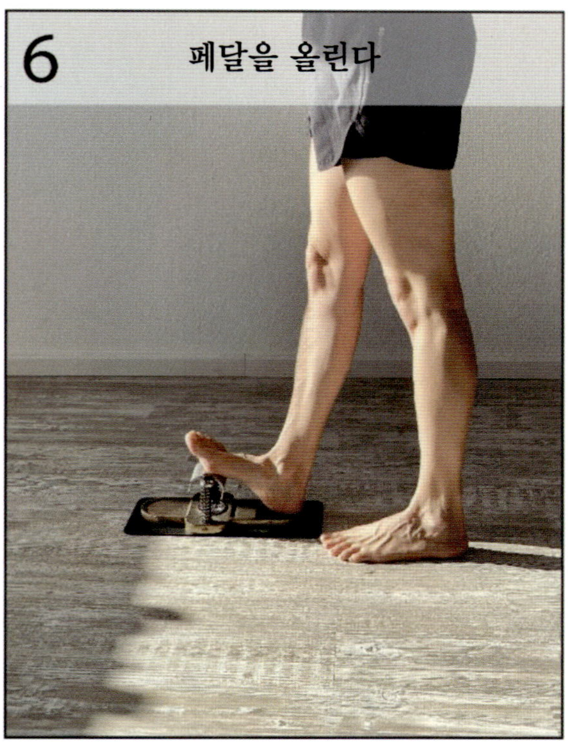

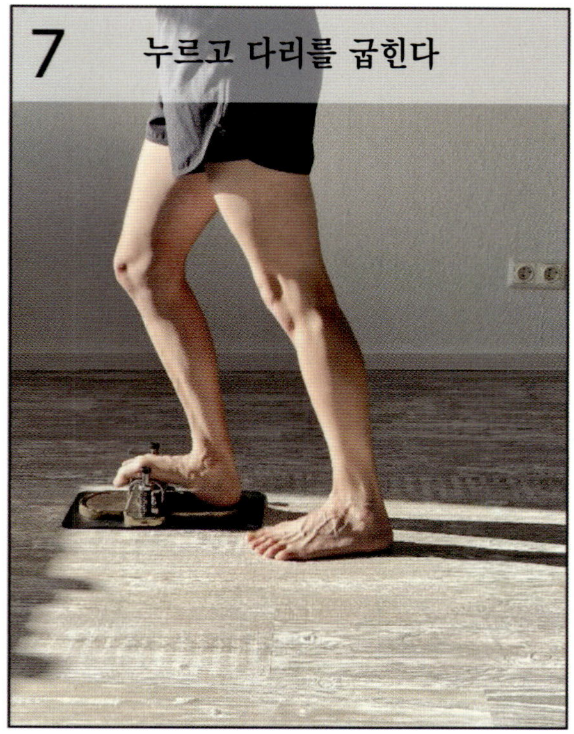

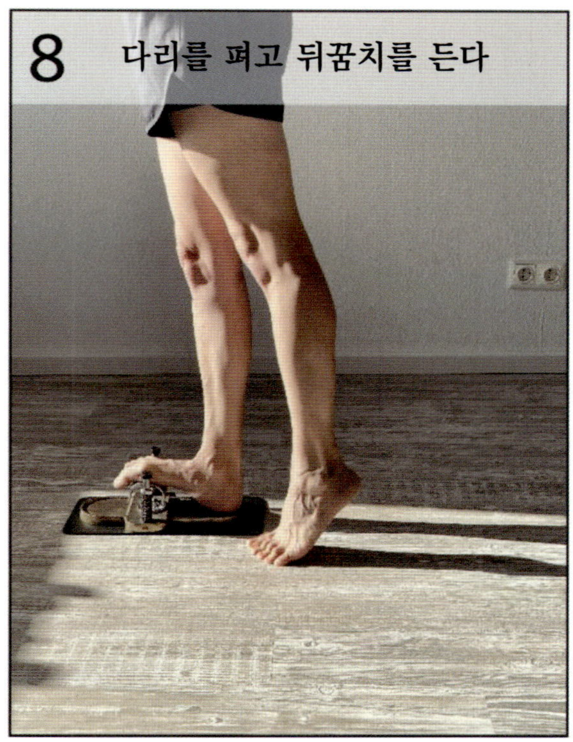

다양한 다리 자세(Different positions of the leg)
3 / 4

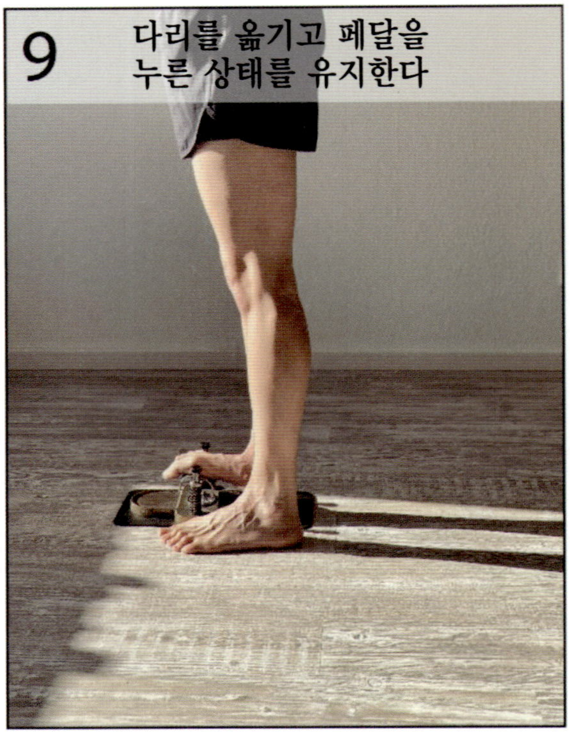
9 다리를 옮기고 페달을 누른 상태를 유지한다

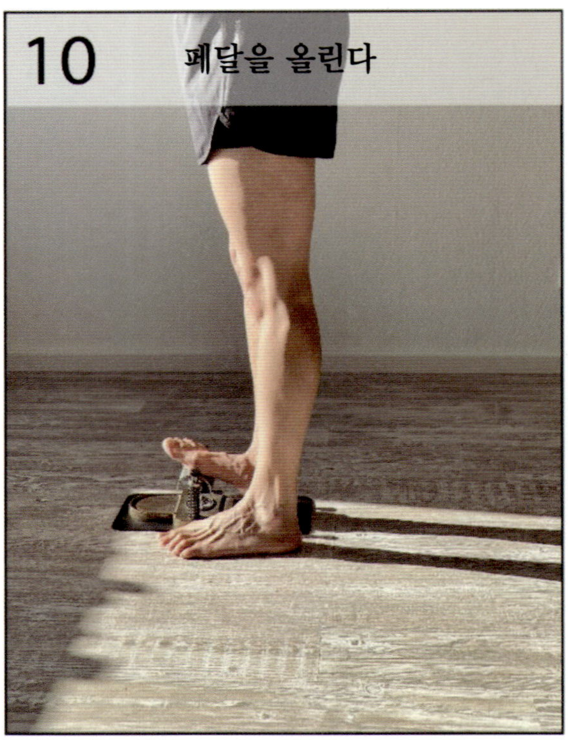
10 페달을 올린다

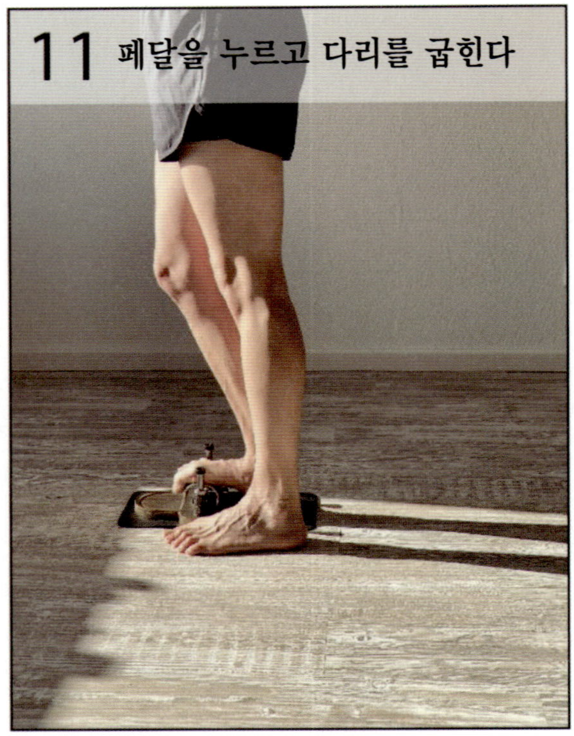
11 페달을 누르고 다리를 굽힌다

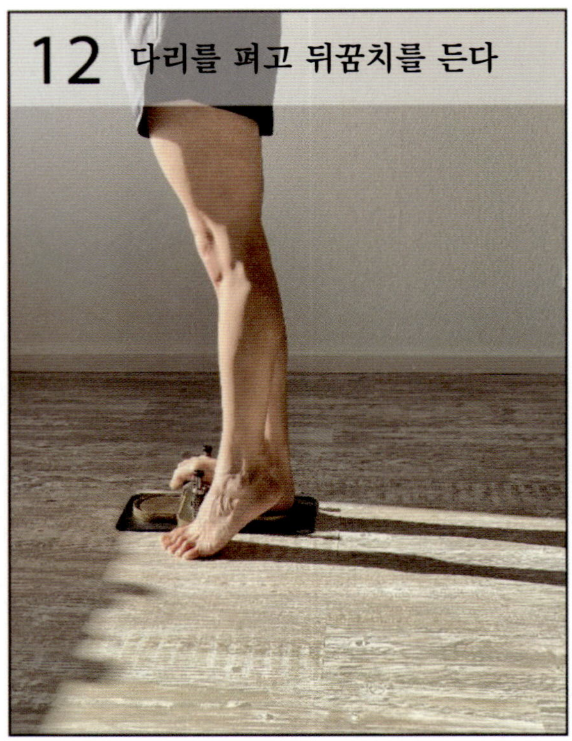
12 다리를 펴고 뒤꿈치를 든다

다양한 다리 자세(Different positions of the leg)
4 / 4

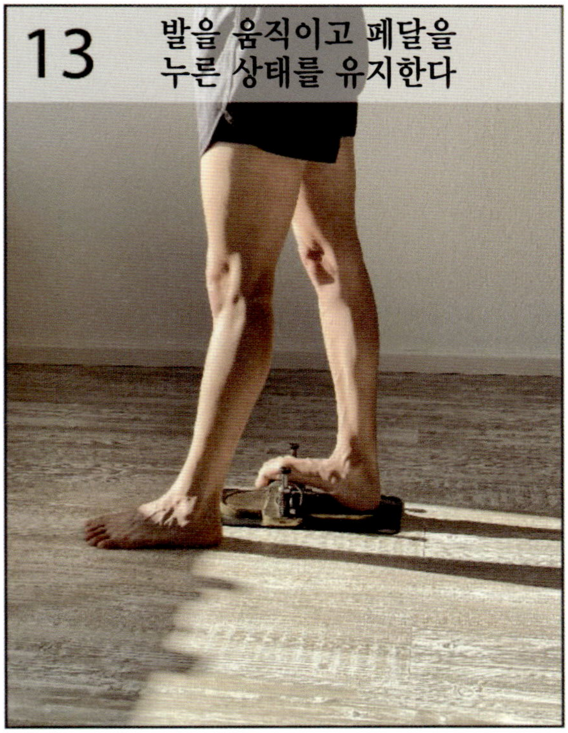
13
발을 움직이고 페달을
누른 상태를 유지한다

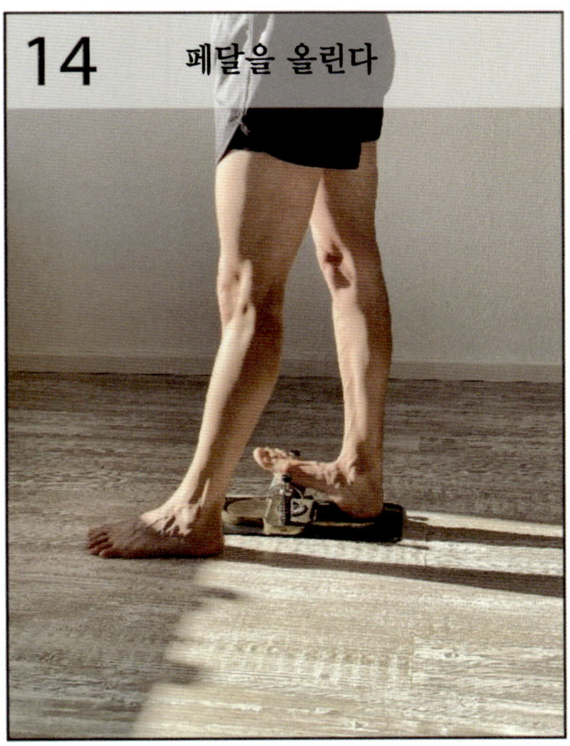
14
페달을 올린다

역순으로 다시 한다.

3.7.7 춤 동작(Dance)

원작자: 캐시 코리

반복 횟수: 3–4회

안장과의 접촉: 발허리발가락관절로 안장을 잡듯이 발을 올린다. 너클이 보여야 한다.

베이스 플레이트와의 접촉: 뒤꿈치를 내린다.

풋 코렉터 위의 다리: 곧게 편다.

뒷다리: 편안한 거리에 두고 다리를 편다. 발은 평행하게 둔다.

동작:

다리를 뒤로

- 페달을 누르고 앞 무릎을 굽힌다. 페달을 누른 상태를 유지한다.
- 앞다리를 곧게 편 상태에서 뒷다리의 뒤꿈치를 든다.
- 풋 코렉터 위에 올린 다리에 체중을 완전히 싣는다.
  이 때 페달의 높이는 변하지 않는다. 페달을 완전히 내리면 이 동작을 훨씬 쉽게 수행할 수 있다. 이 동작이 어렵다면 페달을 끝까지 밟지 않는다.
- 뒷다리를 올렸다가 내린다.
- 뒷다리를 올린다.
- 페달 높이는 그대로 유지한다.
- 풋 코렉터 옆에 있는 아크에 있는 뒷다리의 발을 내려 놓는다. 바깥쪽 다리에 체중을 약간 싣는다.

다리를 측면으로

- 페달을 올리고 다리는 곧게 편 상태를 유지한다.
- 풋 코렉터 위에 있는 다리를 굽히고 그 다리로 페달을 누른다.
- 풋 코렉터 위에 있는 다리를 곧게 편 상태에서 옆에 있는 다리의 뒤꿈치를 든다.
- 옆에 있는 다리를 들었다가 내린다.
- 둥글게 원을 그리며 내린 다리를 앞으로 보낸다. 앞다리에 체중을 약간 싣는다.

다리를 앞으로

- 페달을 위로 올린다. 다리는 곧게 편 상태를 유지한다.
- 풋 코렉터 위에 있는 다리를 굽히고 그 다리로 페달을 누른다.
- 앞다리의 뒤꿈치를 든다. 이때 앞다리는 곧게 펴져 있어야 한다.
- 앞다리를 들었다가 내린다.
- 옆으로 반원을 그리며 앞다리를 앞으로 가져온다. 옆다리에 약간의 체중을 싣는다.

다리를 측면으로

- 페달을 위로 올린다. 다리는 곧은 상태를 유지한다.
- 풋 코렉터 위의 다리를 굽혀 페달을 누른다.
- 풋 코렉터에 있는 다리를 펴면서 옆다리의 뒤꿈치를 들어 올린다.
- 다리를 옆으로 들었다 내린다.
- 반원을 그리며 다리를 뒤쪽으로 내린다.
- 양 다리에 체중을 골고루 싣는다.

다리를 뒤로

- 페달을 위로 올린다. 다리는 곧은 상태를 유지한다.
- 풋 코렉터 위의 다리를 굽혀 페달을 누른다.
- 체중을 풋 코렉터 위의 다리에 완전히 싣는다.
  풋 코렉터 위의 다리의 균형을 잡는다.
- 뒷다리를 들었다가 내린다.
- 페달 높이는 그대로 유지한다.
- 뒷다리의 발을 내린다. 양 다리에 체중을 골고루 싣는다.
- 페달을 올리고 다리는 곧게 편다.

춤 동작(Dance)

1 / 9

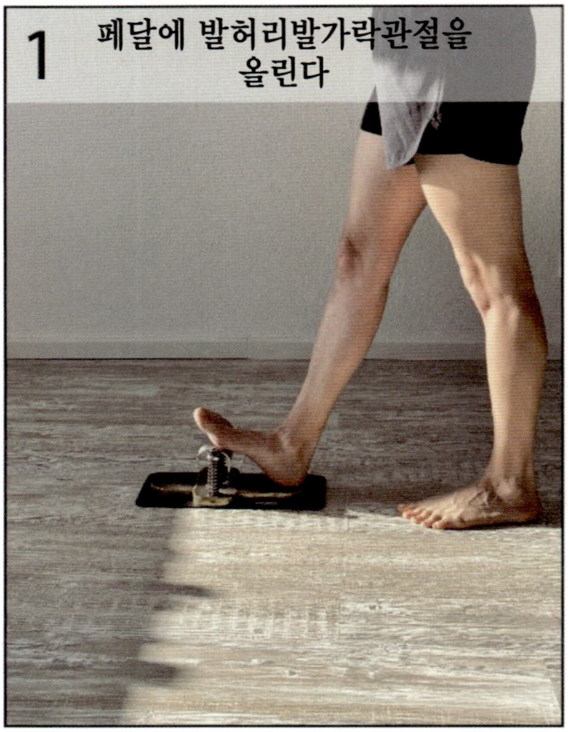
1
페달에 발허리발가락관절을
올린다

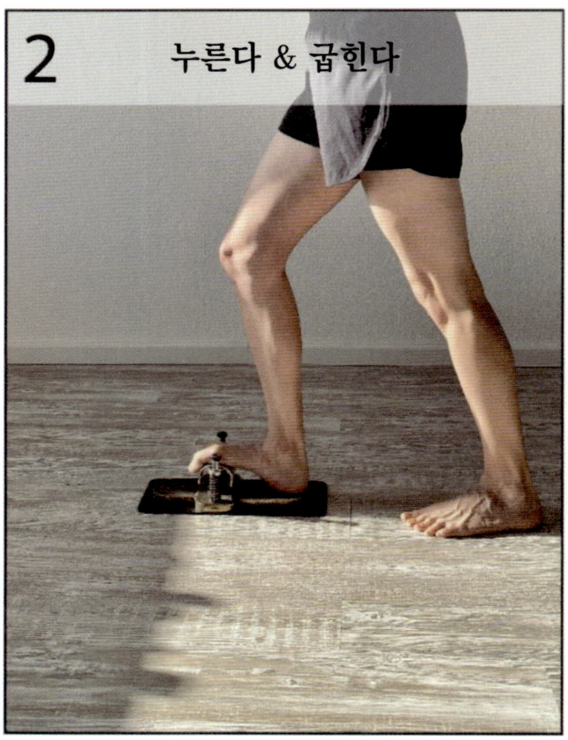
2
누른다 & 굽힌다

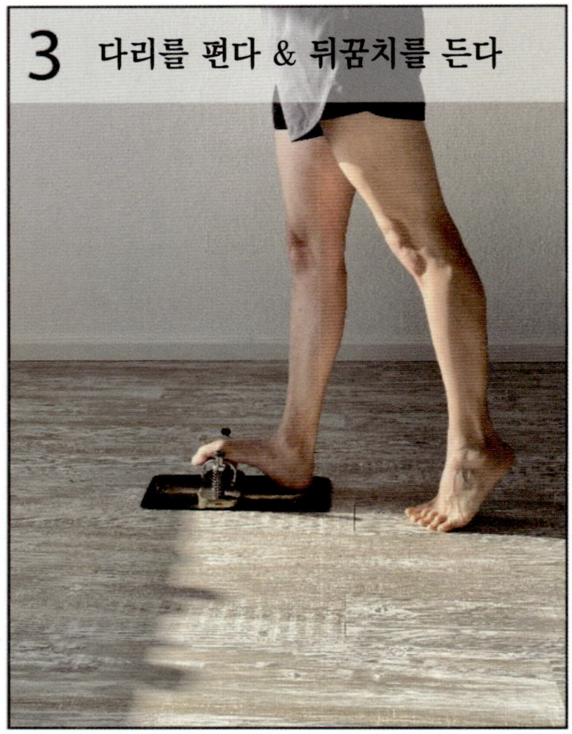
3
다리를 편다 & 뒤꿈치를 든다

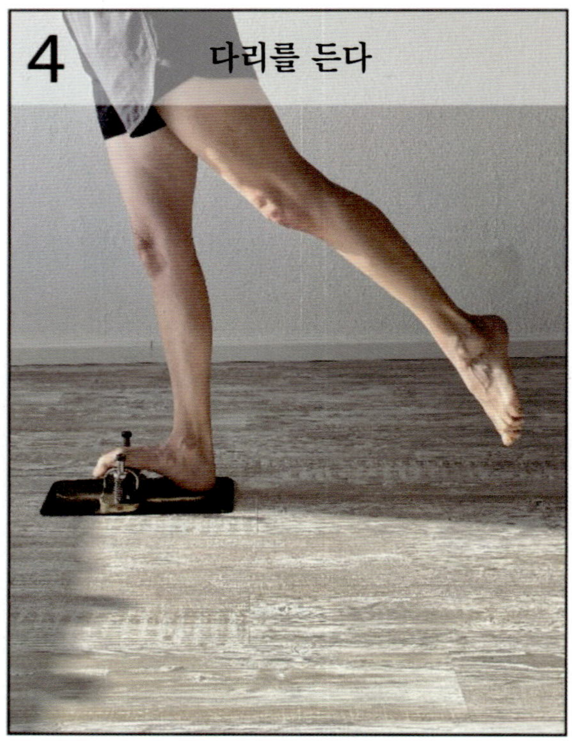
4
다리를 든다

춤 동작(Dance)
2 / 9

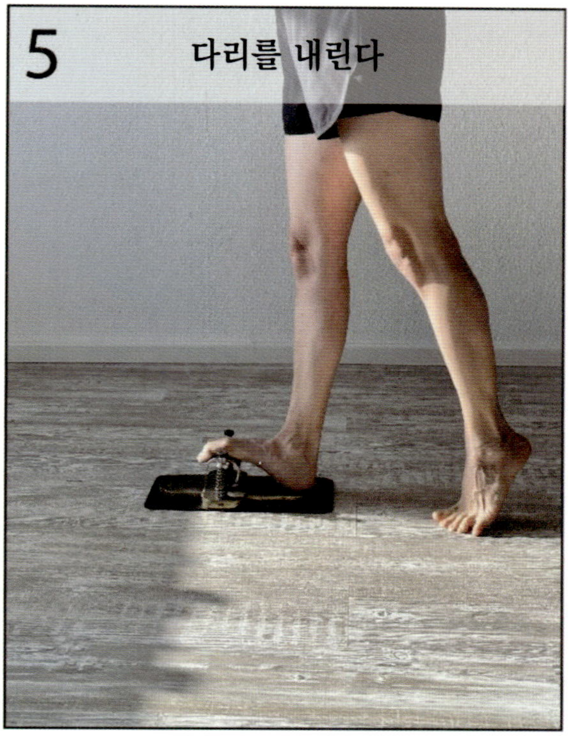
5
다리를 내린다

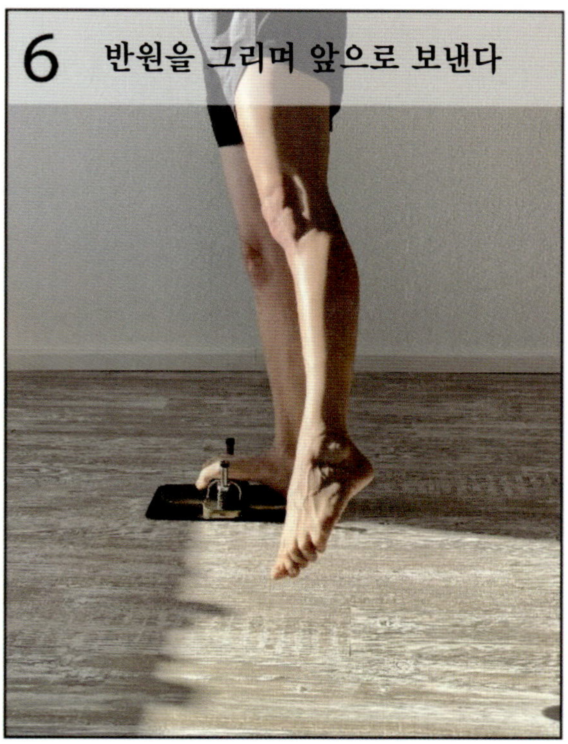
6
반원을 그리며 앞으로 보낸다

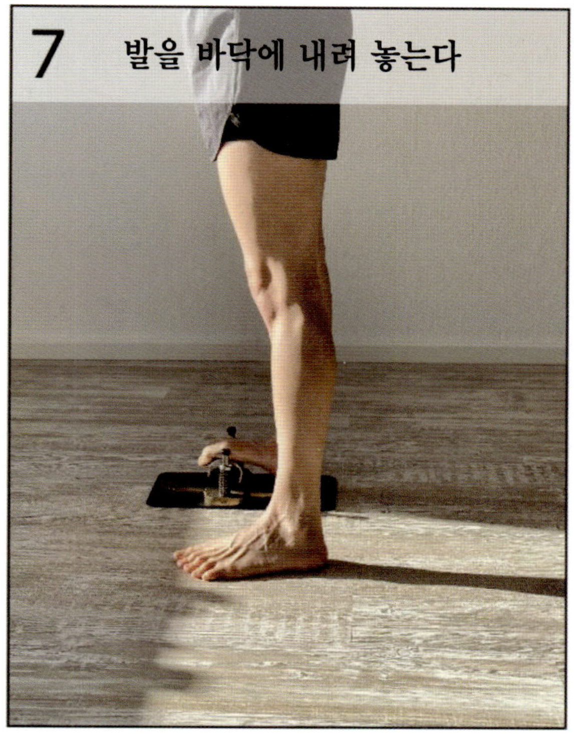
7
발을 바닥에 내려 놓는다

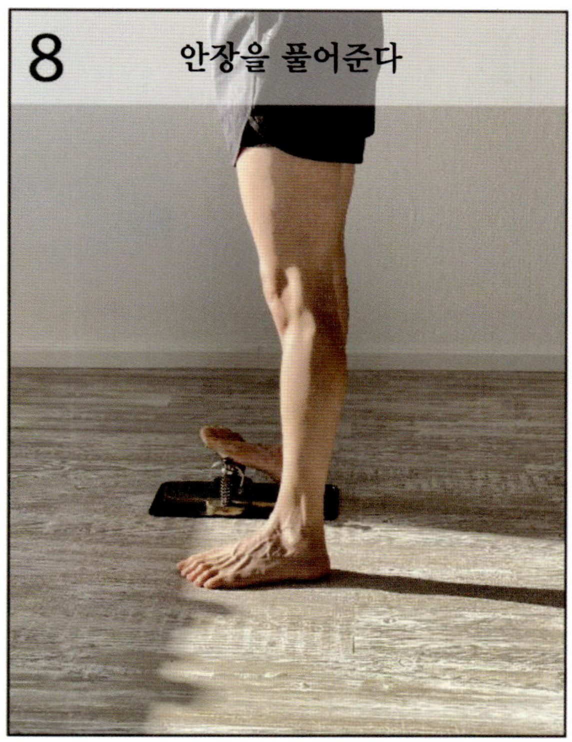
8
안장을 풀어준다

춤 동작(Dance)
3 / 9

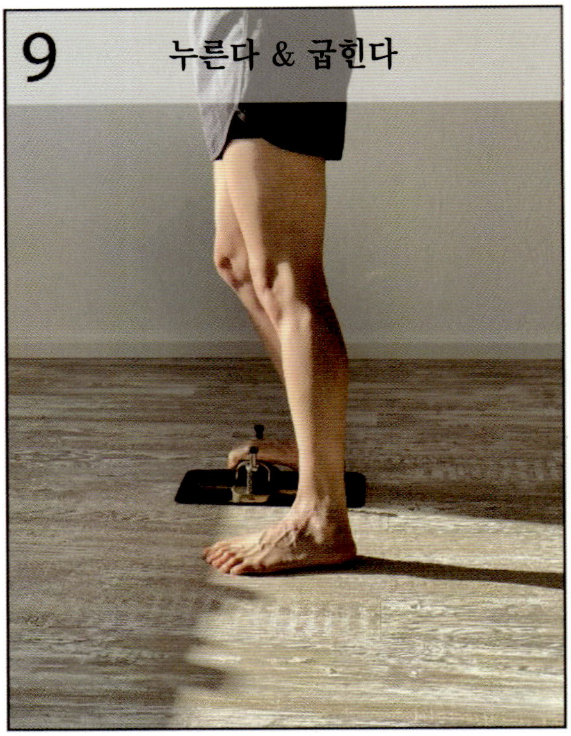
9 누른다 & 굽힌다

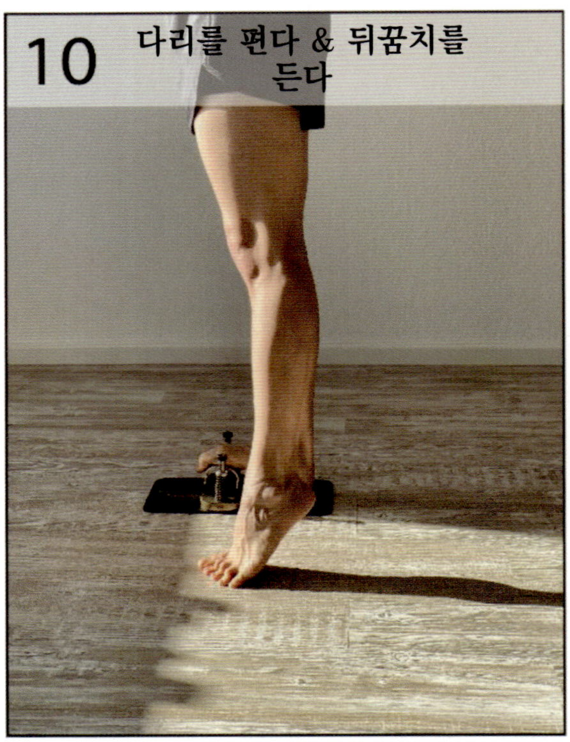
10 다리를 편다 & 뒤꿈치를 든다

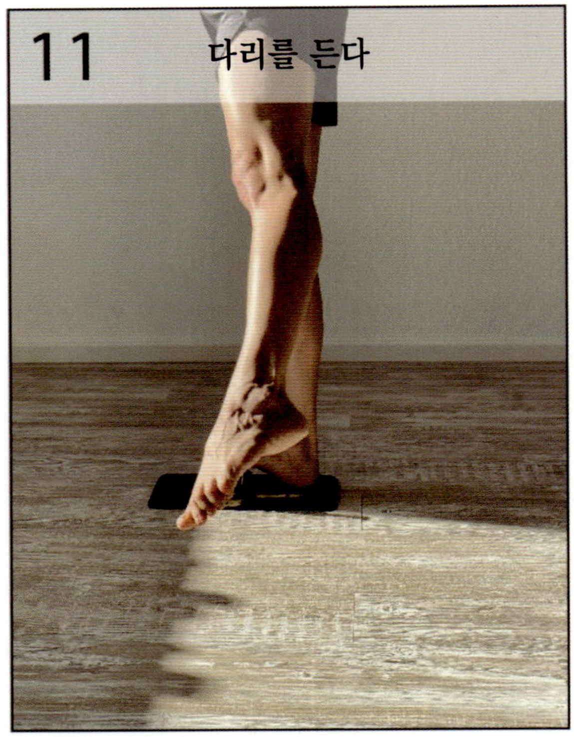
11 다리를 든다

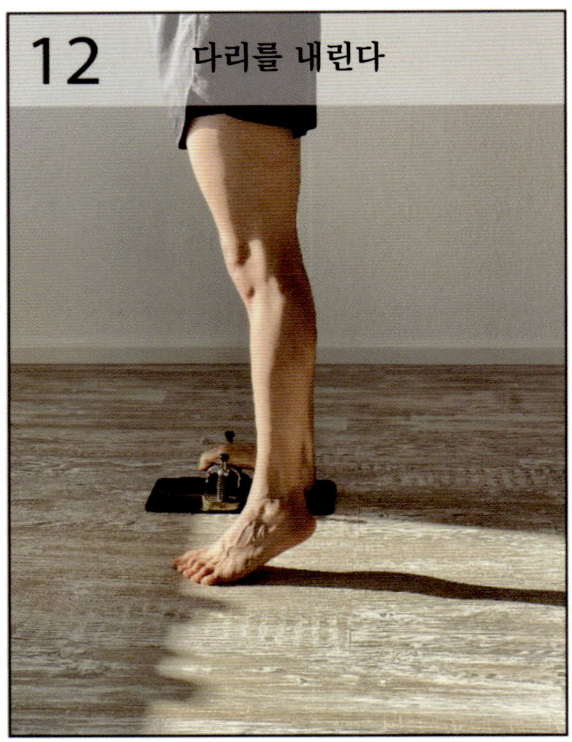
12 다리를 내린다

춤 동작(Dance)
4 / 9

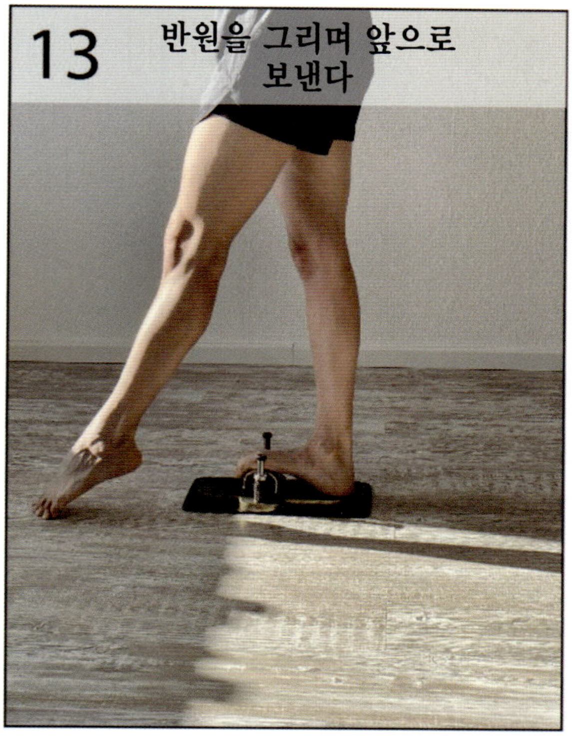
13 반원을 그리며 앞으로 보낸다

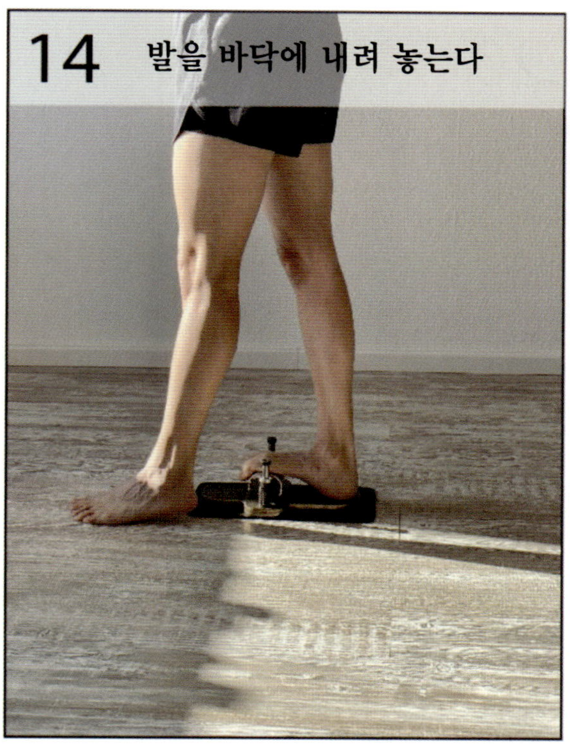
14 발을 바닥에 내려 놓는다

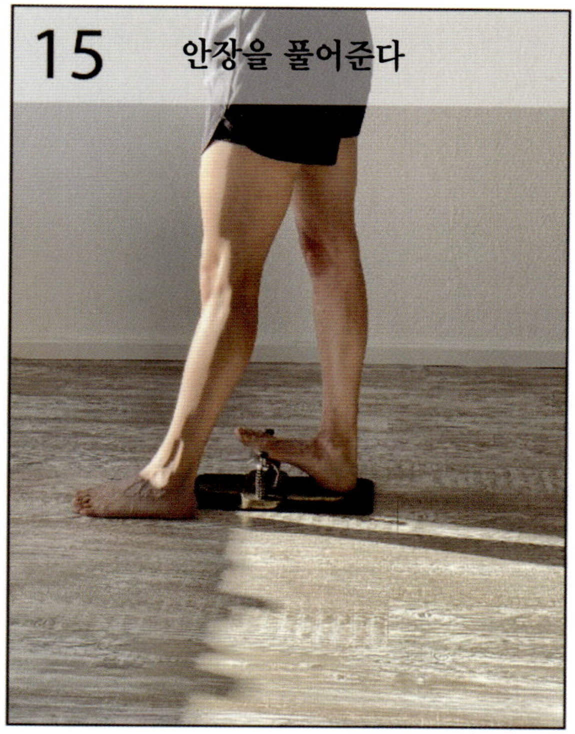
15 안장을 풀어준다

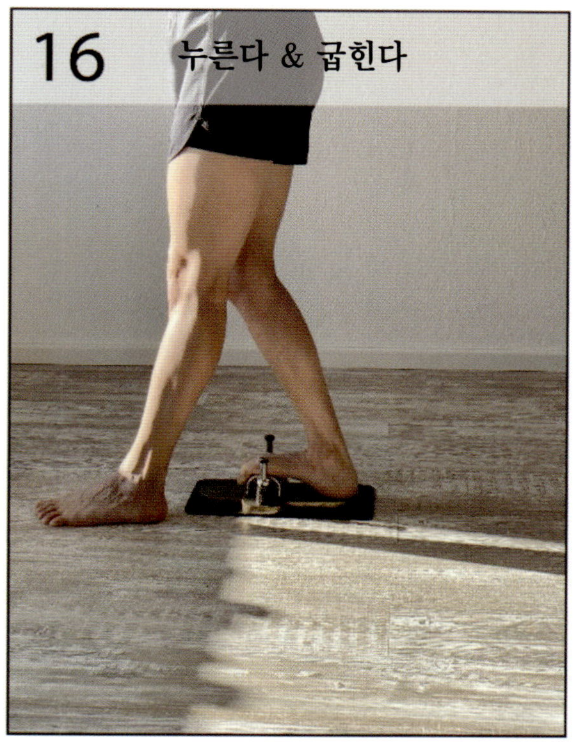
16 누른다 & 굽힌다

춤 동작(Dance)

5 / 9

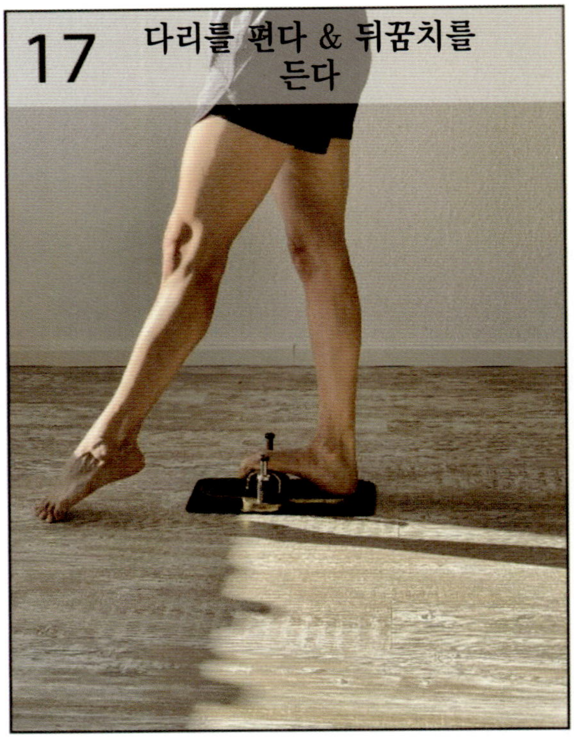
17
다리를 편다 & 뒤꿈치를
든다

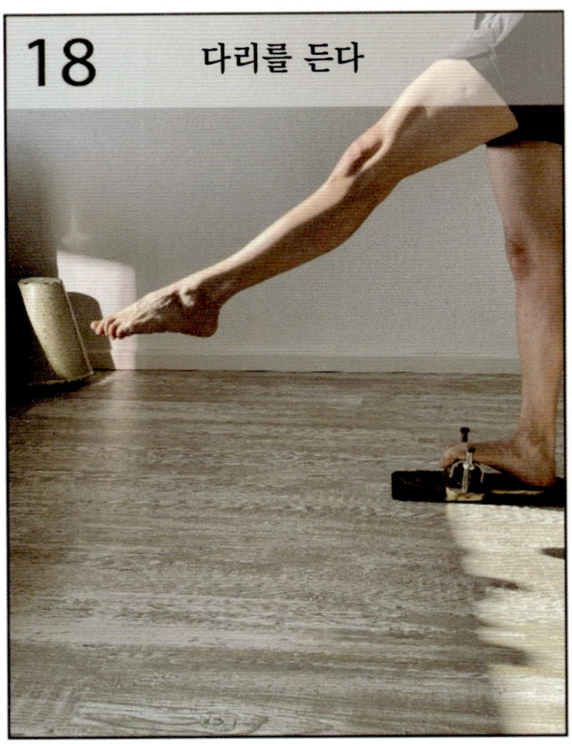
18
다리를 든다

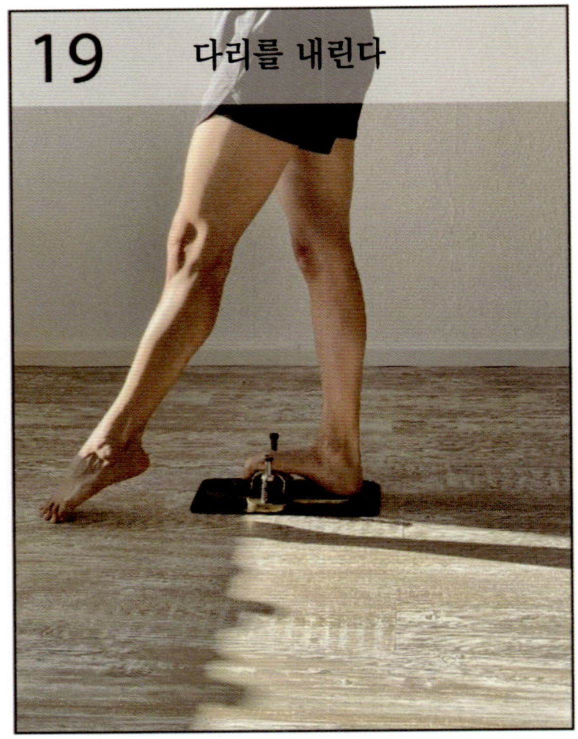
19
다리를 내린다

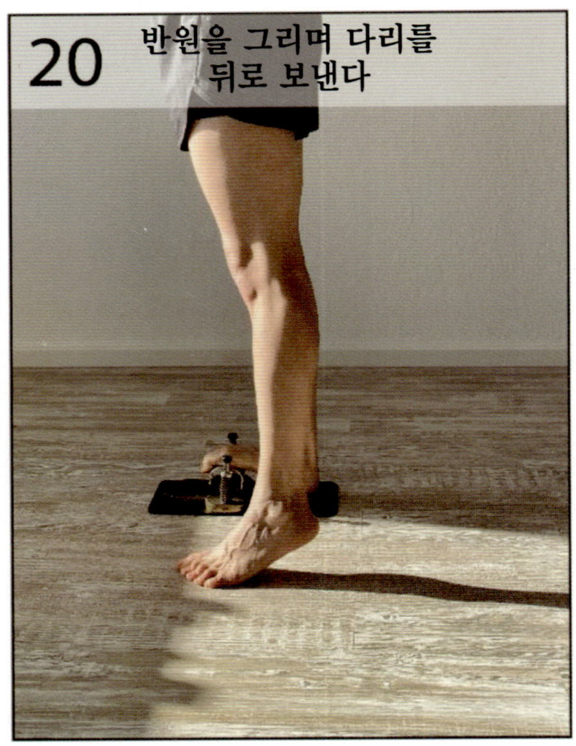
20
반원을 그리며 다리를
뒤로 보낸다

춤 동작(Dance)
6 / 9

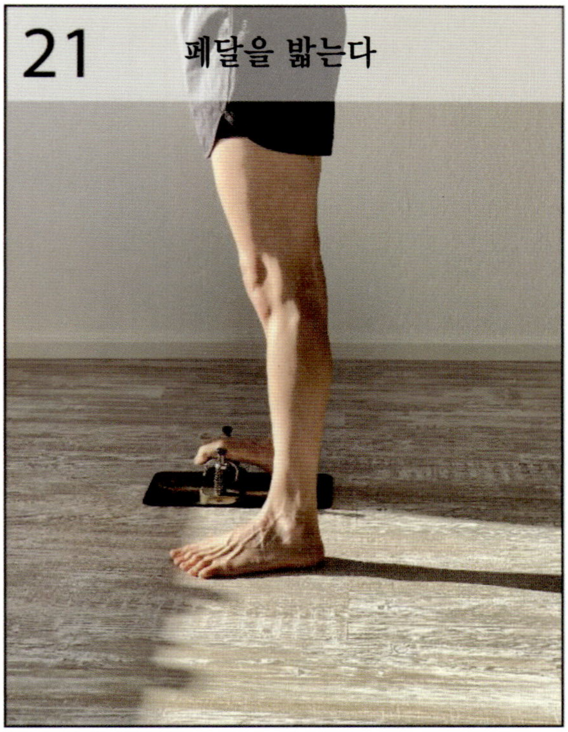
21
페달을 밟는다

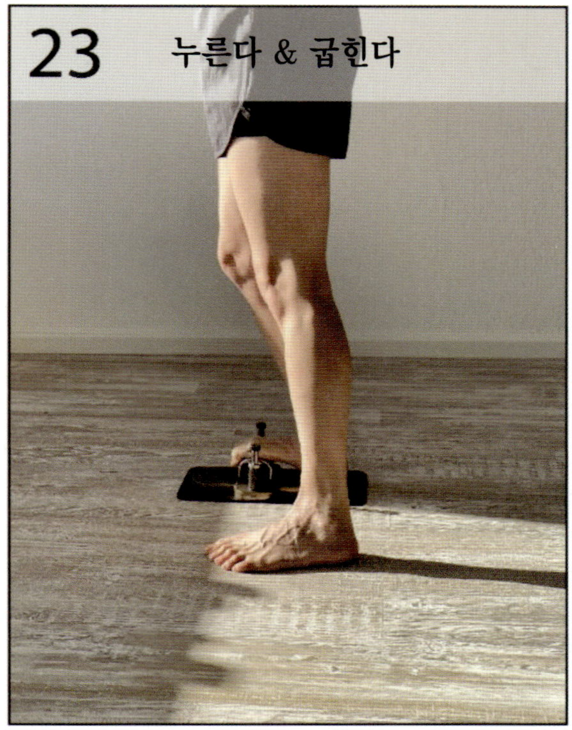
23
누른다 & 굽힌다

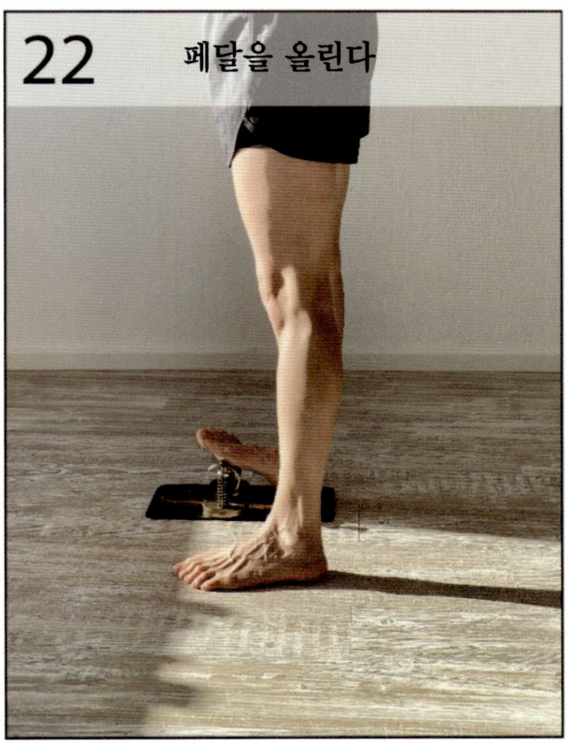
22
페달을 올린다

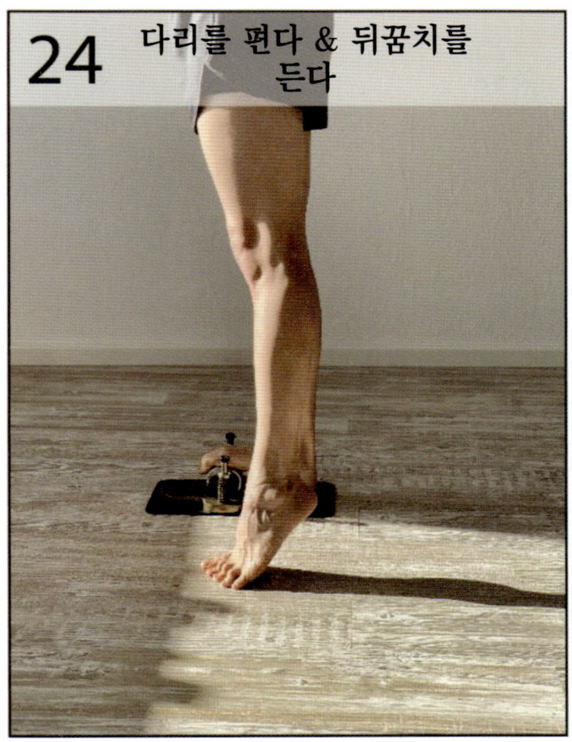
24
다리를 편다 & 뒤꿈치를
든다

춤 동작(Dance)
7 / 9

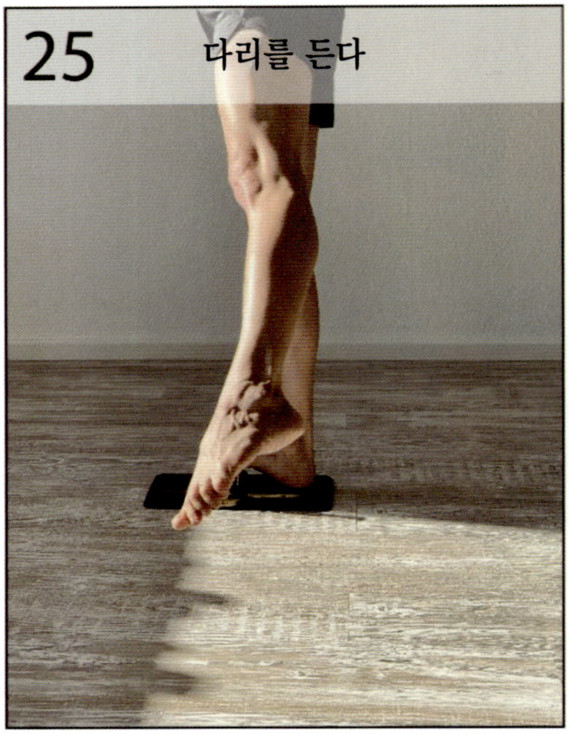
25 다리를 든다

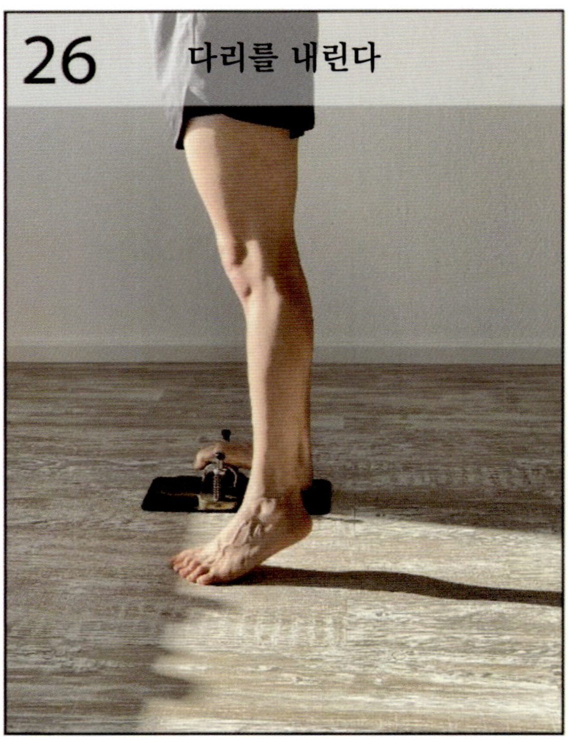
26 다리를 내린다

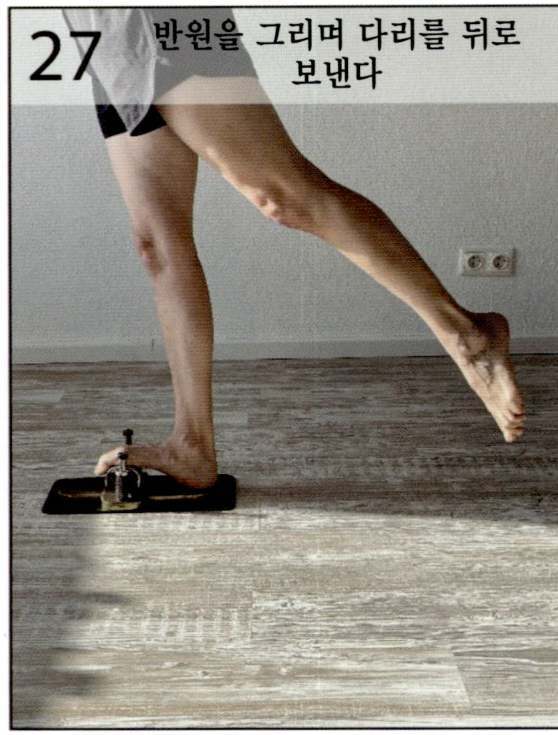
27 반원을 그리며 다리를 뒤로 보낸다

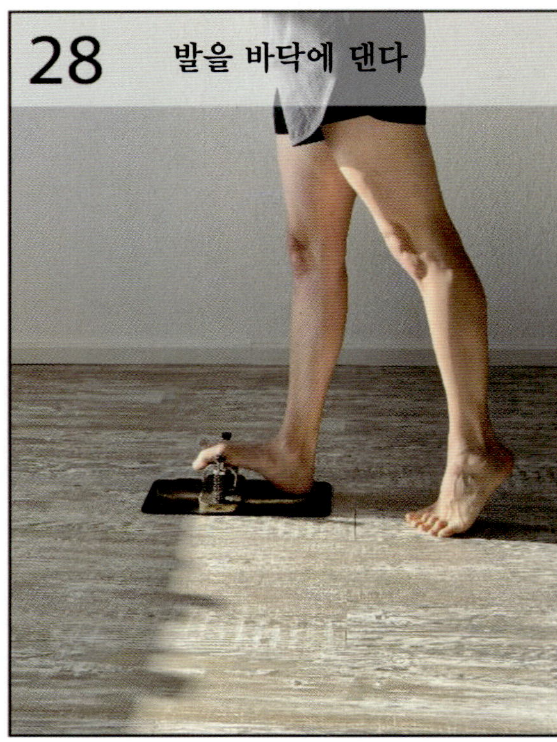
28 발을 바닥에 댄다

춤 동작(Dance)
8 / 9

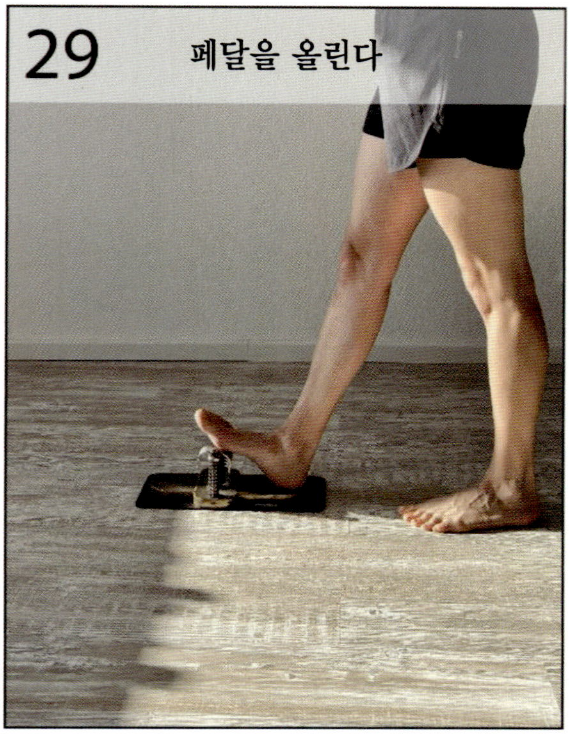
29
페달을 올린다

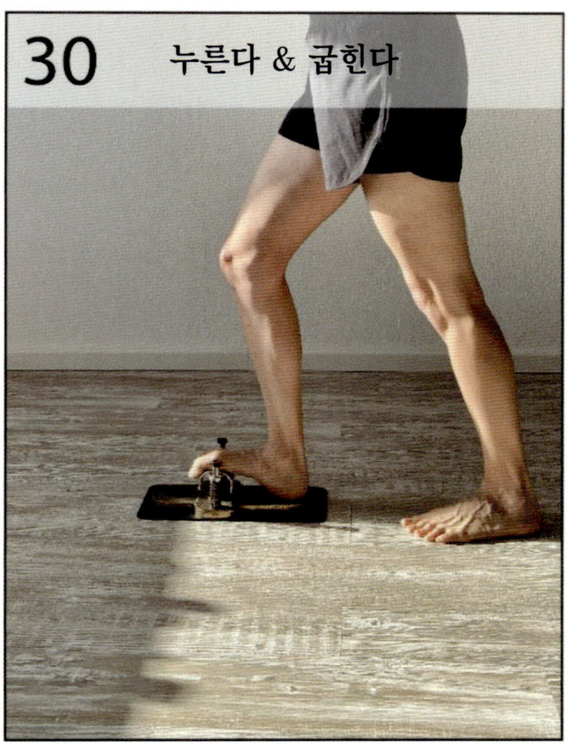
30
누른다 & 굽힌다

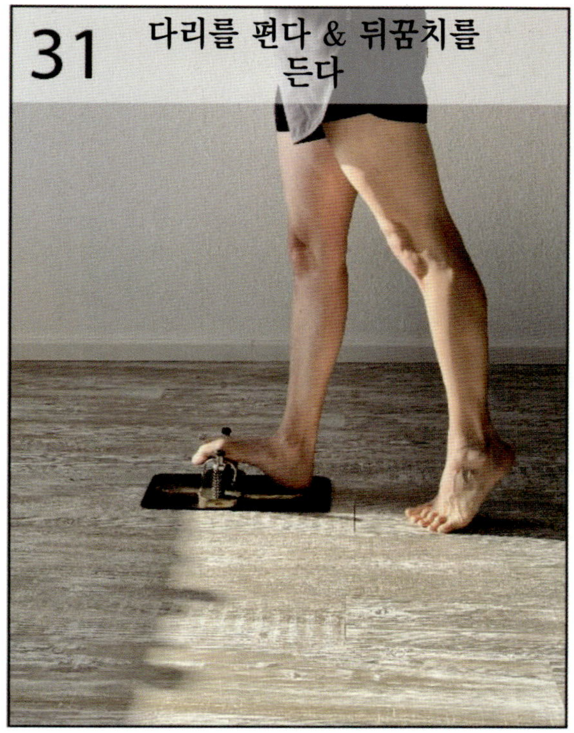
31
다리를 편다 & 뒤꿈치를
든다

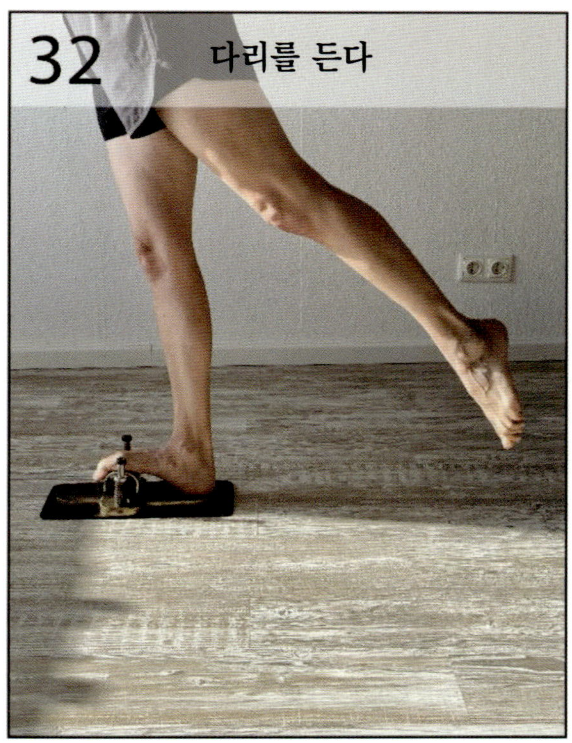
32
다리를 든다

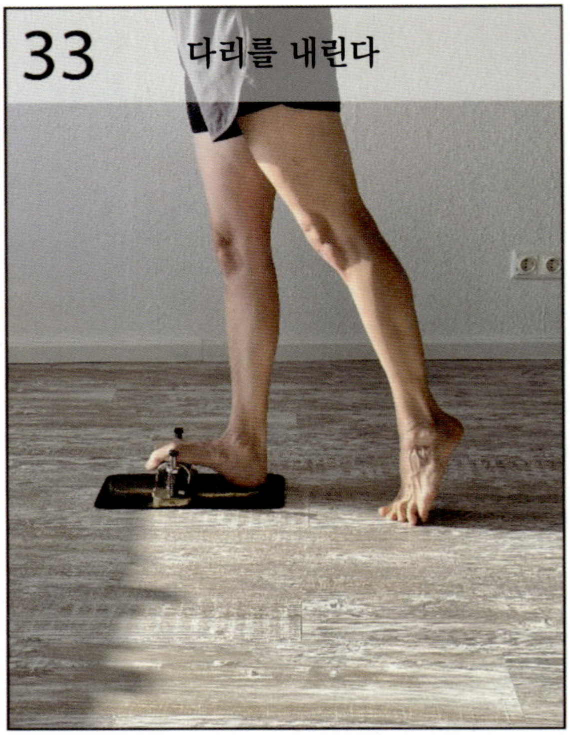
33
다리를 내린다

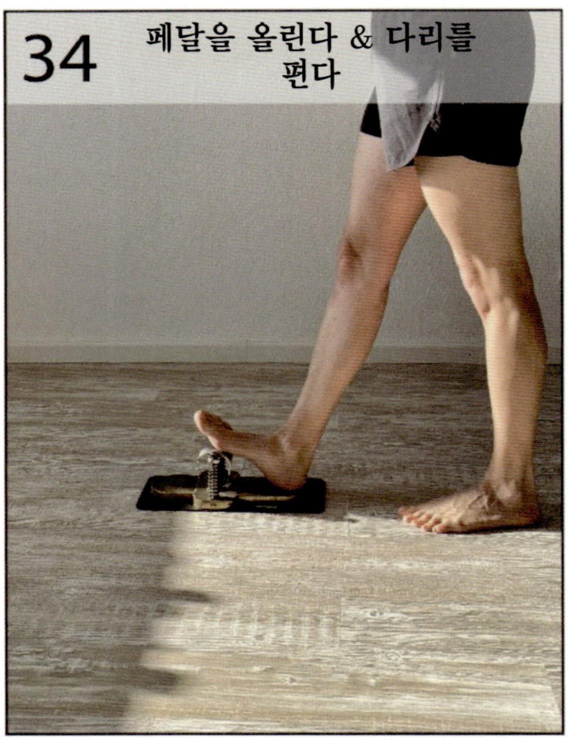
34
페달을 올린다 & 다리를
편다

3.7.8 마사지(Massage)

원작자: 조셉 필라테스, 로마나 크리자노브스카와 론 플레처가 가르침

반복 횟수: 1–3회 반복

풋 코렉터 안장에 작게 접은 수건을 올린다.

뒷다리: 편안한 너비만큼 벌린다. 다리를 곧게 펴고 발은 평행하게 두거나 약간 바깥쪽으로 벌린다.

안장과의 접촉: 동작 초기에는 발가락과 발볼 제일 윗 부분을 안장에 댄다.

풋 코렉터 위의 다리: 굽힌다.

동작:

- 페달을 가볍게 누른다.
- 전체 동작을 수행할 때 같은 힘으로 누른다.
- 발바닥 중앙이 안장에 닿을 때까지 안장 위에서 발을 아래에서 위로 움직여 접촉 면적을 최대한 넓힌다.
- 이제 뒤꿈치를 더 들어 올리면서 발을 위로 올릴 때와 같은 방식으로 다시 아래로 내린다.
- 안장에 뒤꿈치가 올려질 때까지 계속 발을 밀어 올린다.
- 수건이 같이 움직이더라도 같은 압력을 유지하면서 발을 다시 시작 시점으로 되돌린다.
- 안장이 위로 올라가거나 내려가면 안된다.

마사지(Massage)
1 / 3

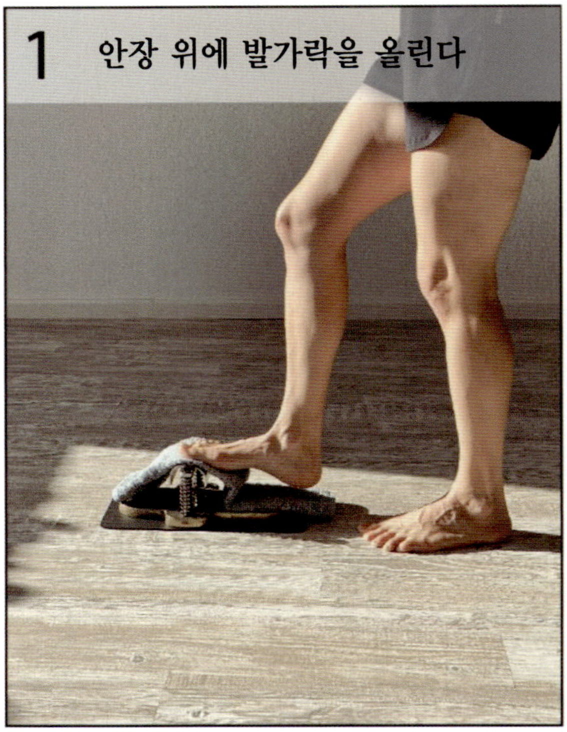
1
안장 위에 발가락을 올린다

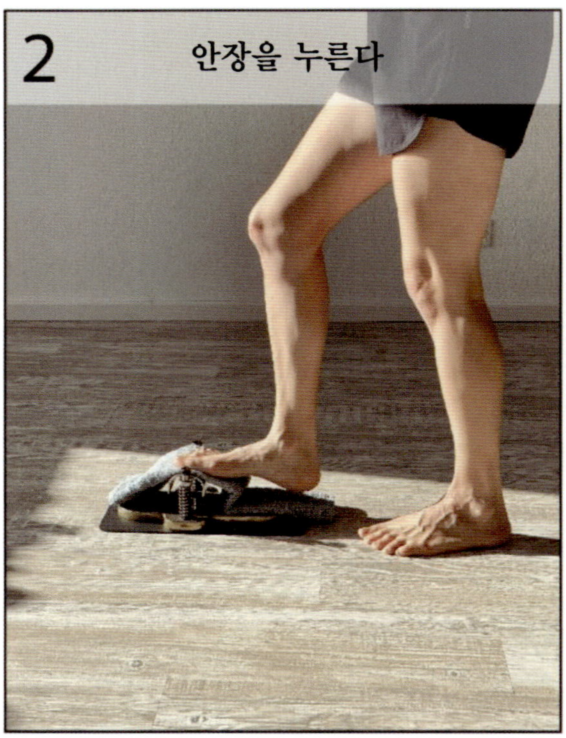
2
안장을 누른다

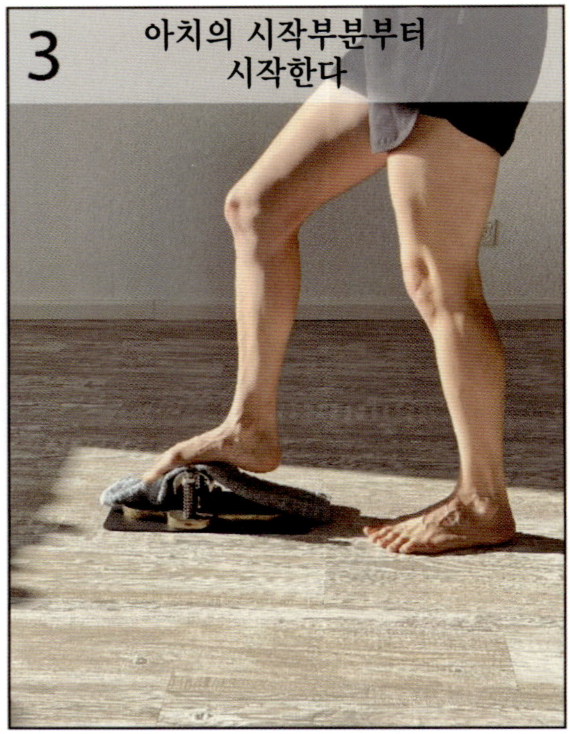
3
아치의 시작부분부터
시작한다

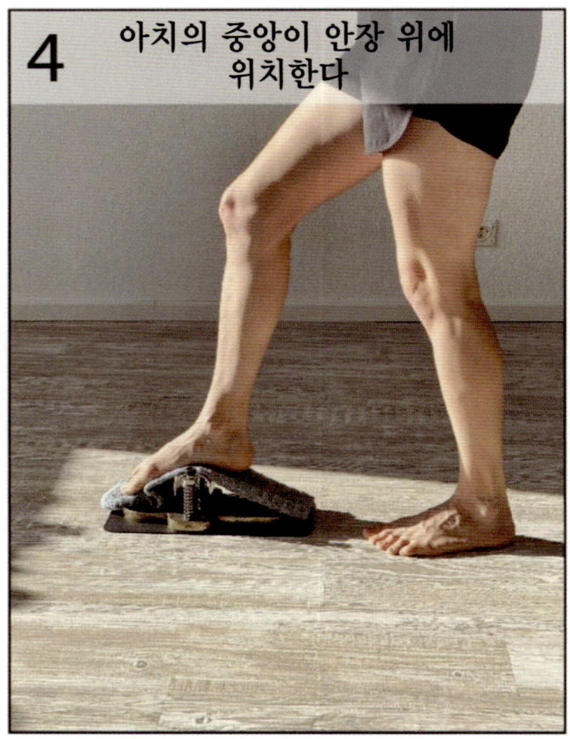
4
아치의 중앙이 안장 위에
위치한다

마사지(Massage)
2 / 3

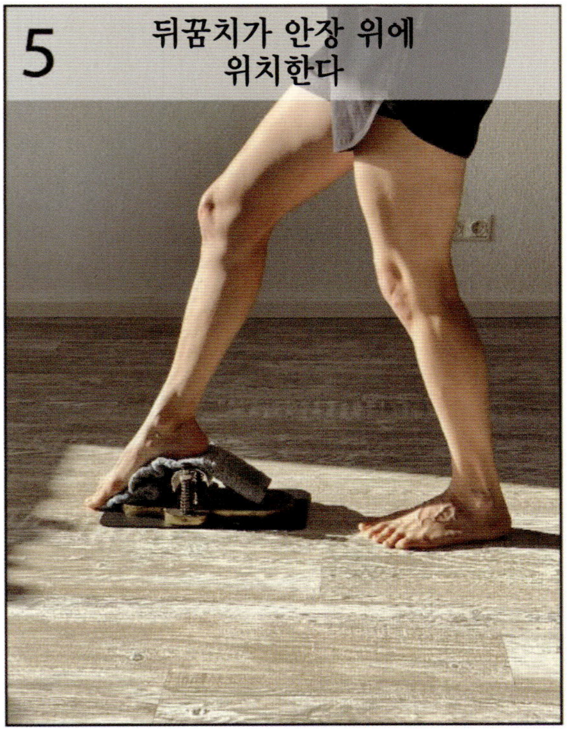
5
뒤꿈치가 안장 위에
위치한다

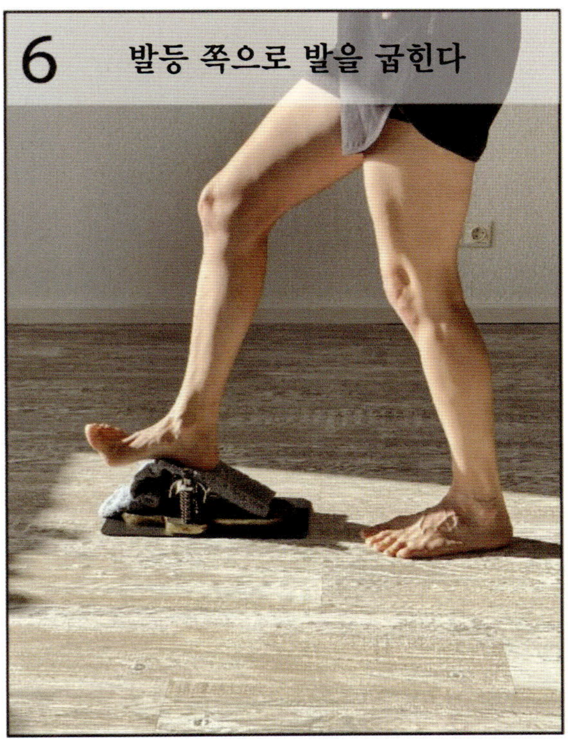
6
발등 쪽으로 발을 굽힌다

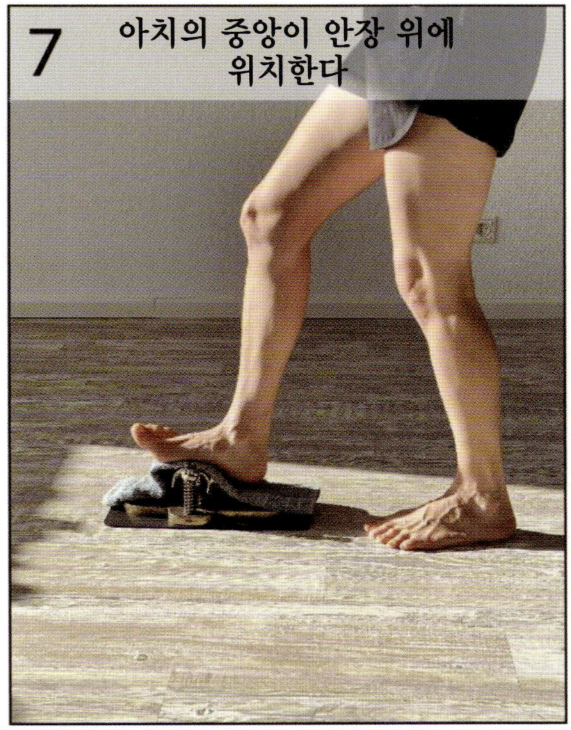
7
아치의 중앙이 안장 위에
위치한다

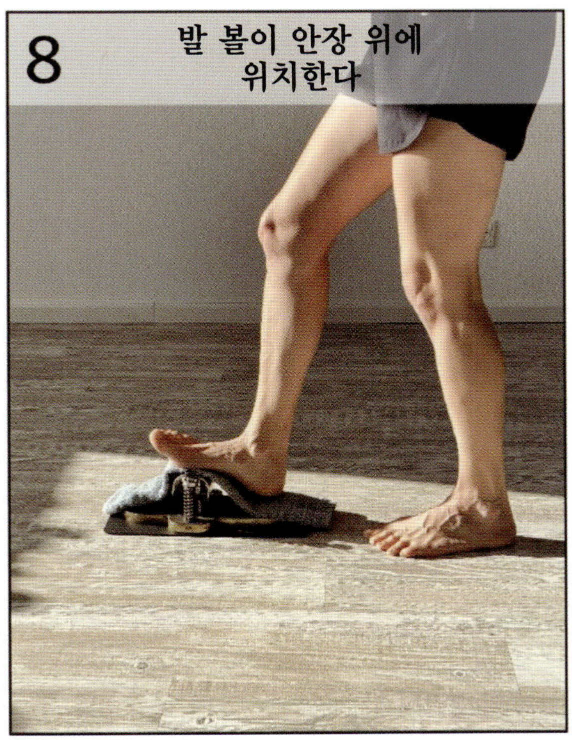
8
발 볼이 안장 위에
위치한다

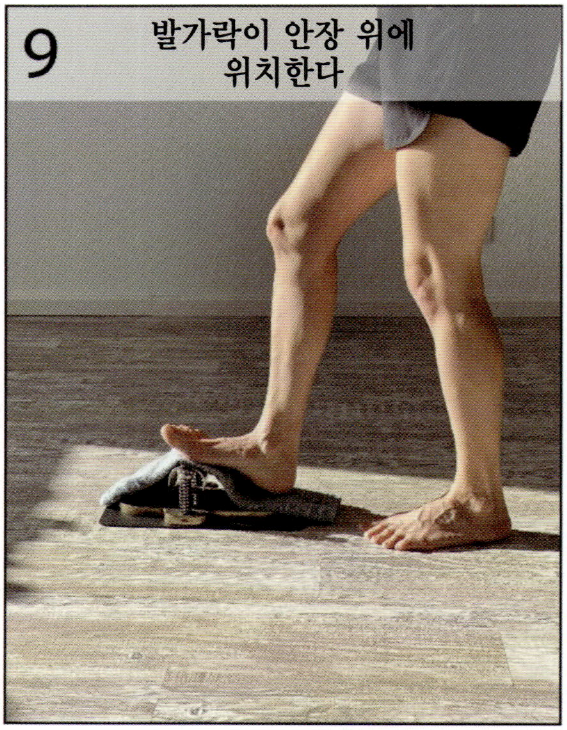
9
발가락이 안장 위에
위치한다

3.7.9 발 굽히기(Tootsie Roll)

원작자: 수스 윌름스가 캐시 코리의 다른 운동(매트 / 리포머)에서 착안하여 만듬

반복 횟수: 3–5회

뒷다리: 편안한 너비 만큼 벌린다. 다리를 곧게 펴고 발은 평행하게 두거나 약간 바깥쪽으로 벌린다. 뒷다리를 풋 코렉터 옆에 두어도 되고 뒤쪽에 두어도 된다. 각자 편한 방식으로 한다.

안장과의 접촉: 발허리발가락관절이 닿도록 안장에 발의 가장 윗부분을 올린다.

풋 코렉터 위의 다리: 굽힌다.

동작:

- 패달을 가볍에 누른다. 패달의 움직임에 중점을 두기보다는 발의 유연성과 아치모양을 개선하는 데 중점을 둔다.
- 발에 경련이 일어날 것 같은 조짐을 잘 살펴서 경련이 일어나기 전에 멈춘다.

발 굽히기(Tootsie Roll)
1 / 1

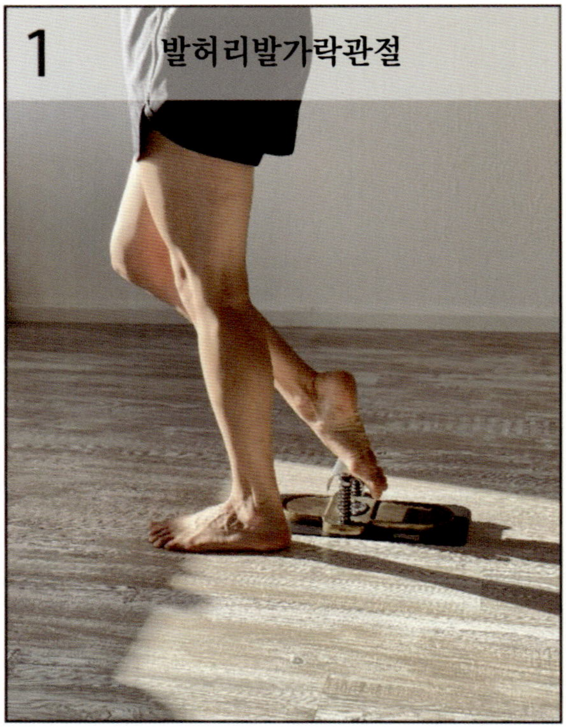
1
발허리발가락관절

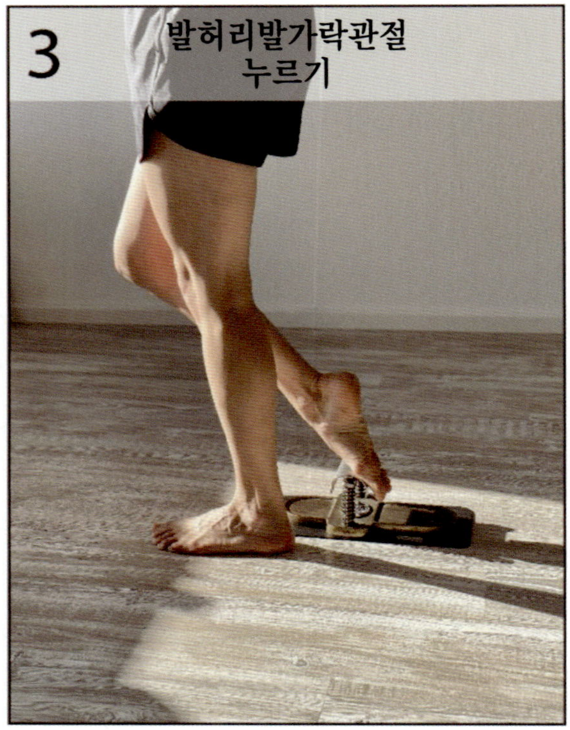
3
발허리발가락관절
누르기

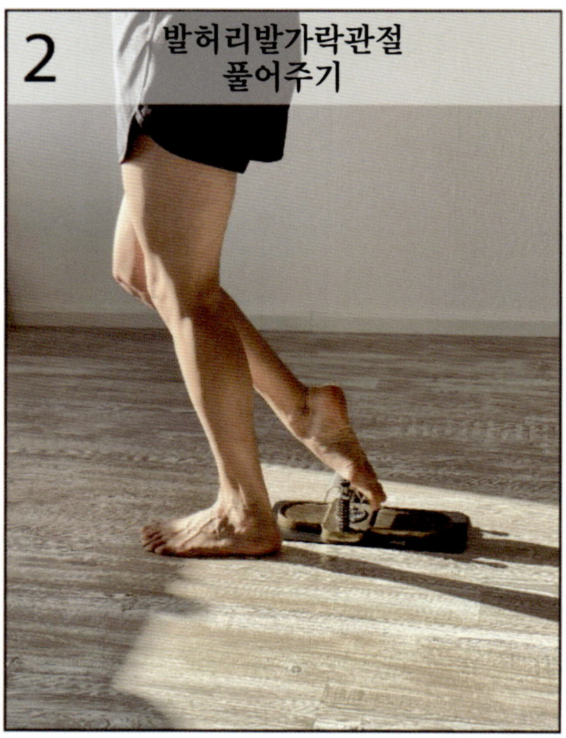
2
발허리발가락관절
풀어주기

3.7.10 아치발(Archival)

원작자: 조셉 필라테스 (출처: 조셉 필라테스의 사진첩)

반복 횟수: 1–3회

자세: 풋 코렉터의 작은 부분이 자신을 향하도록 풋 코렉터 뒤에 선다. 한 발짝 뒤에서 몸통을 바깥쪽으로 돌린다. 편안한 자세로 뒷다리의 너비를 유지한다. 뒤에 있는 발은 풋 코렉터와 수직을 이룬다.

뒷다리를 굽힌다.

풋 코렉터 위에는 최대한 안장과 가깝게 앞다리의 뒤꿈치를 올리고 다리는 곧게 편다. 발의 아치부분이 안장 위에 있어야 한다.

뒤꿈치를 최대한 안장에 가까이 하면서 뒷다리를 굽힌다.

동작:

- 앞다리 무릎을 굽히면서 안장을 누르고 뒷다리는 가볍게 편다. 할 수 있는 한 앞다리의 뒤꿈치가 풋 코렉터의 판(plate) 위에 있게 한다.
- 안장을 누르는 힘을 유지하면서 안장위의 발을 든다. 가능하면 발의 아치가 안장 너머로 미끄러지지 않게 하거나 미끄러지더라도 약간만 넘어가야 한다.
- 뒷다리에 실렸던 체중을 앞다리에 싣는다.
- 뒷다리는 펴고 앞다리는 굽힌다.
- 발가락을 풋 코렉터 판에 올린다.
- 뒤꿈치를 들면서 적극적으로 패달을 제자리로 돌린다.
- 뒤꿈치를 내려 안장을 누르고 발가락을 든다.
- 시작 자세로 돌아갈 때까지 무게 중심을 뒤쪽으로 둔다.

발꿈치를 너무 멀리 두게 되면 동작을 수행하는 동안 자세를 바로잡기 위해 여러 번 움직여야 하고 발이 안장 너머로 미끄러지게 된다.

필요하다면, 안장 앞뒤로 두꺼운 패드를 대거나 발의 무게를 실어야 한다. 그래야 옆쪽으로 발꿈치를 둘 수 있고 다른 쪽에 발가락과 발볼을 둘 수 있다.

아치발(Archival)
1 / 2

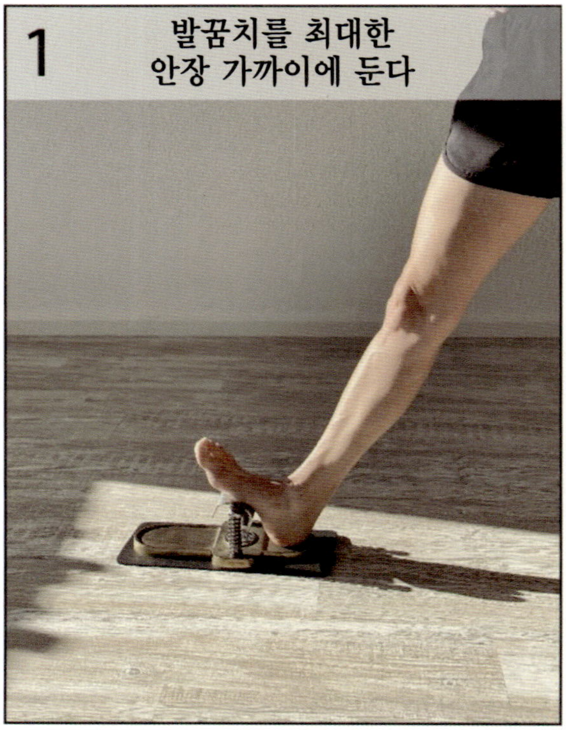
1
발꿈치를 최대한
안장 가까이에 둔다

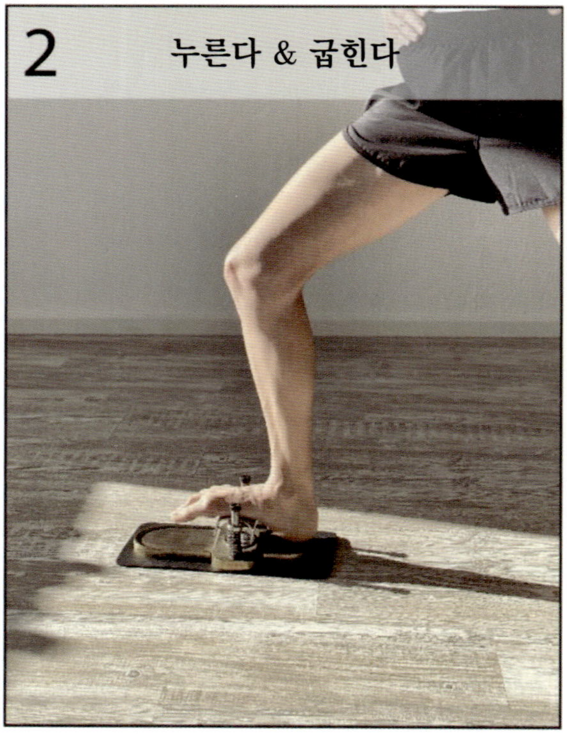
2
누른다 & 굽힌다

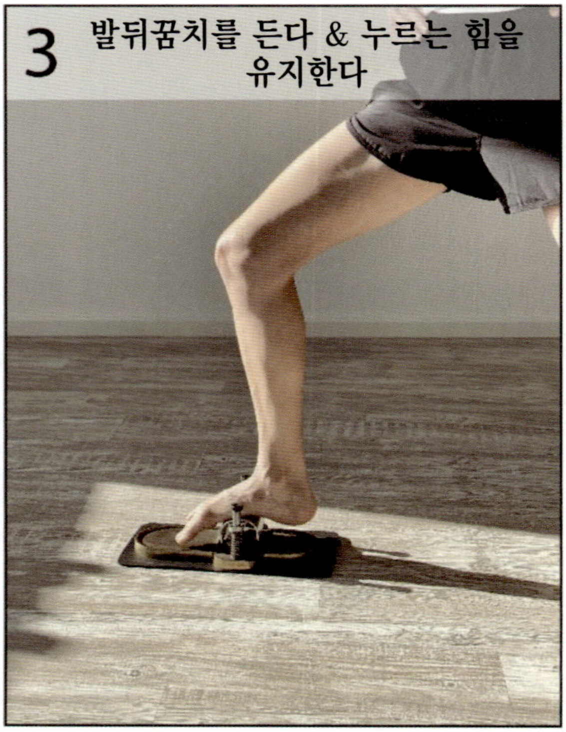
3
발뒤꿈치를 든다 & 누르는 힘을
유지한다

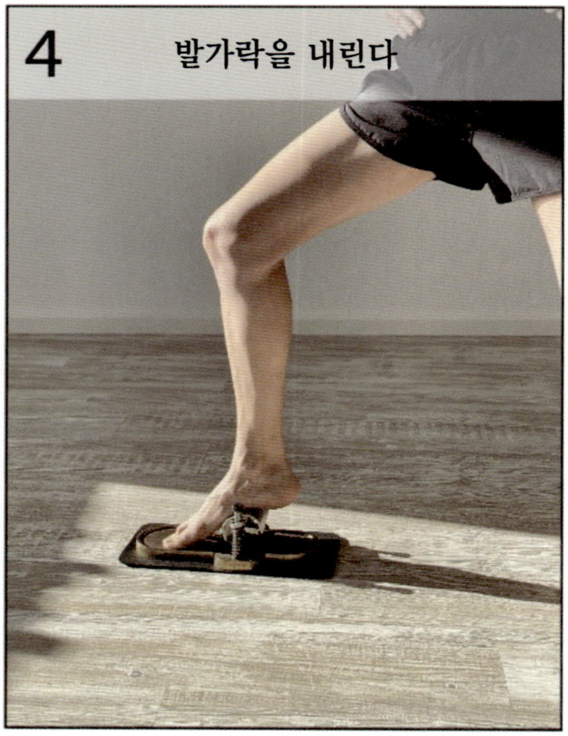
4
발가락을 내린다

아치발(Archival)
2 / 2

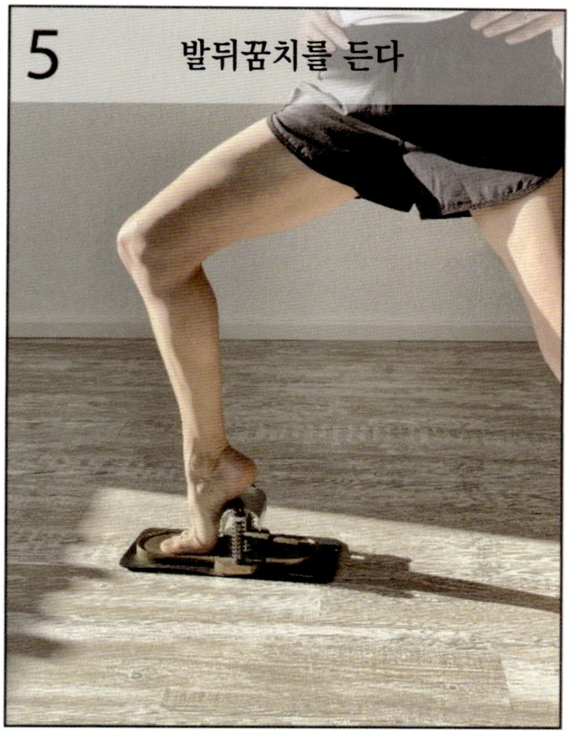
5
발뒤꿈치를 든다

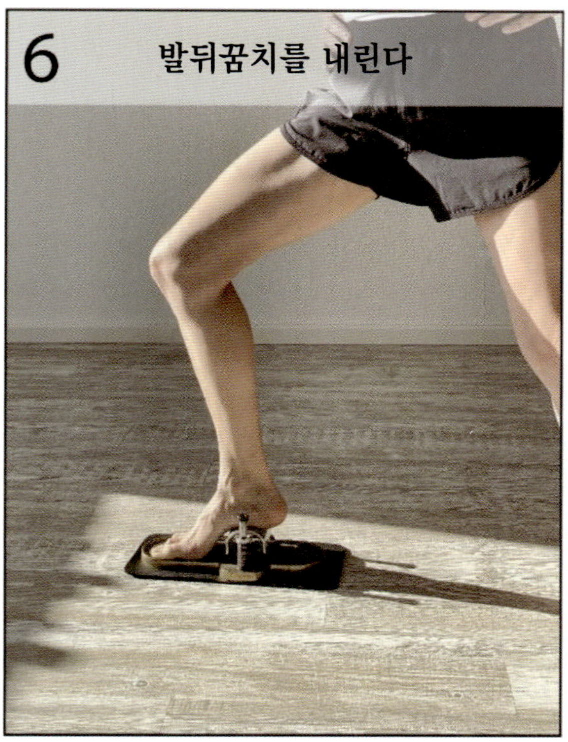
6
발뒤꿈치를 내린다

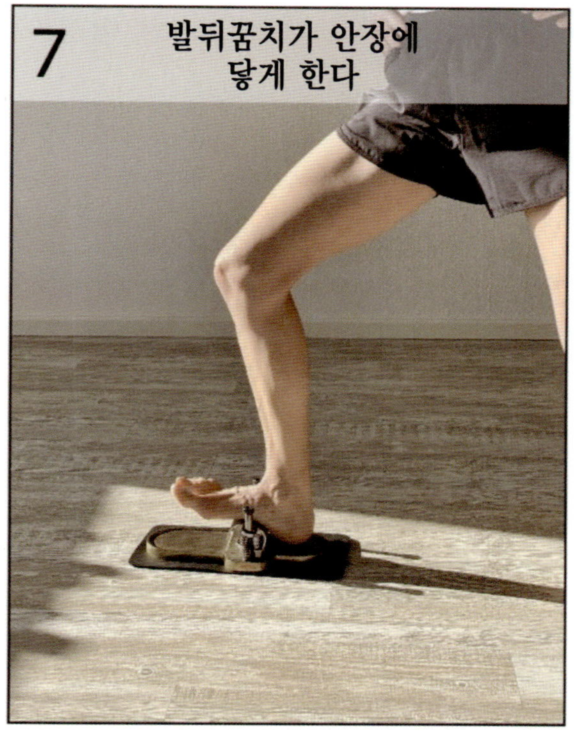
7
발뒤꿈치가 안장에
닿게 한다

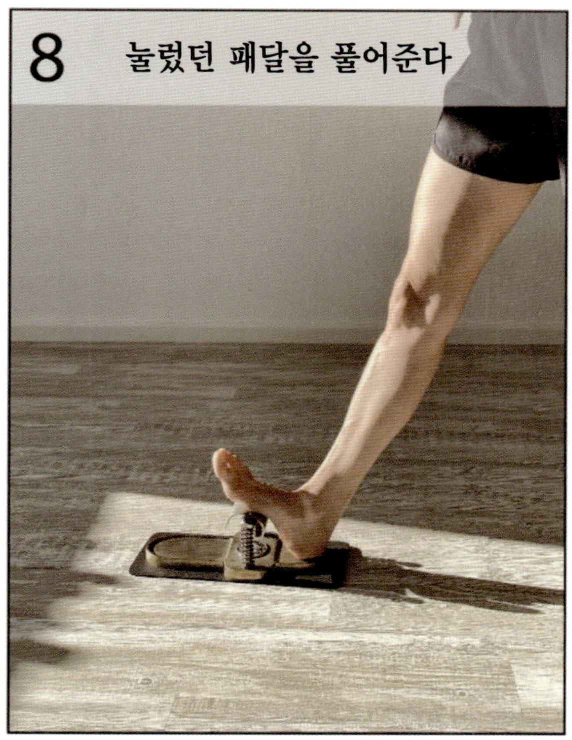
8
눌렀던 패달을 풀어준다

3.7.11 풋 코렉터 2개로 수행하는 발 동작 (Footwork on two Foot Correctors)

원작자: 로마나 크리자노브스카로 추정됨

반복 횟수: 3–10회

준비: 운동에 따라 발 자세를 다르게 한다.
균형을 잡기 위해 필요하다면 벽/캐딜락/전기 의자/곤돌라 막대 등을 손으로 잡는다.

자세:

- 작은 V 모양
- 아치 모양
- 뒤꿈치
- 힘줄 스트레칭
  - 변형 A – 눌렀다가 떼기
  - 변형 B – 발가락을 들어 올렸다가 다시 내리기

3.7.11.1 작은 V 모양 발 운동(Footwork Small V)

풋 코렉터 설정: 두 개의 동일한 풋 코렉터를 사용한다. 풋 코렉터가 작은 V 모양을 이루게 바닥에 둔다. 풋 코렉터 모델에 따라 두 안장의 거리가 다를 수 있다.

반복 횟수: 3-7회 반복

안장과의 접촉: 두 개의 패달에 발이 작은 V 모양을 이루도록 올린다. 다리는 편다. 뒤꿈치는 맞닿아 있고 가능하면 들어 올린다. 안장에 발볼과 가능하면 모든 발가락이 닿게 한다. 무게를 분산하여 양 안장이 바닥과 평행하게 한다.

동작:

- 무릎을 굽혔다가 편다. 양 발의 움직임 속도를 가급적 동일하게 유지한다. 발의 자연스러운 굴곡을 유지한다(예: 발목이 의도적으로 뻣뻣한 상태). 운동에서 발목의 움직임을 '생략'하고 무릎과 엉덩이만 움직인다.
- 무릎은 어깨 너비만큼 벌린다.
- 동작을 수행하는 동안 양 풋 코렉터의 안장 높이는 동일하게 유지된다. 또한 각 안장은 바닥과 평행해야 하며 안쪽이나 바깥쪽으로 기울어지지 않아야 한다.
- 몸통도 앞이나 뒤로 기울어지지 않아야 한다.

작은 V 모양 발 운동(Footwork Small V)

1 / 1

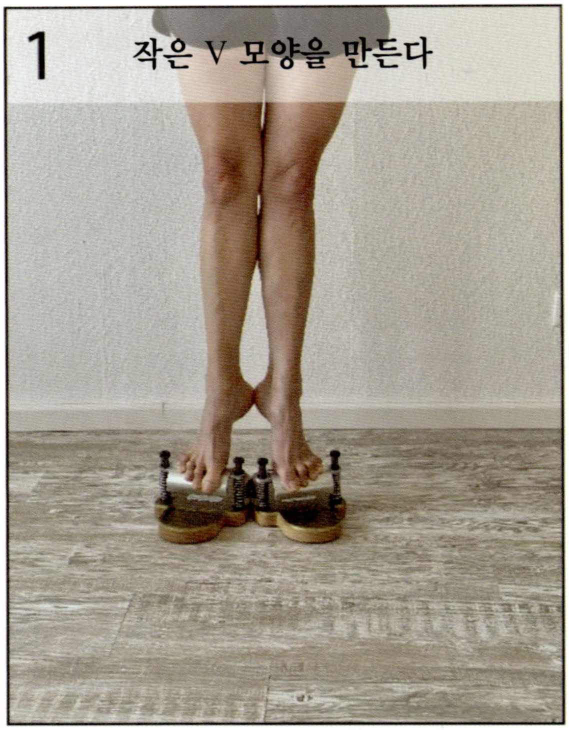

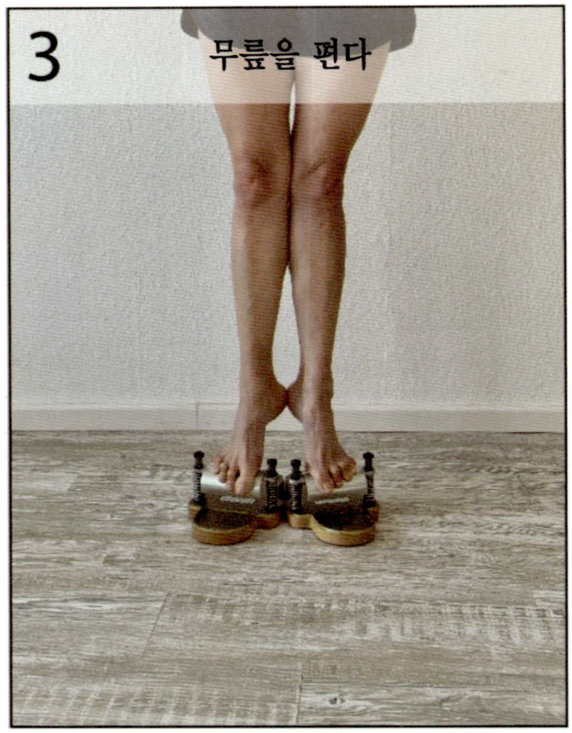

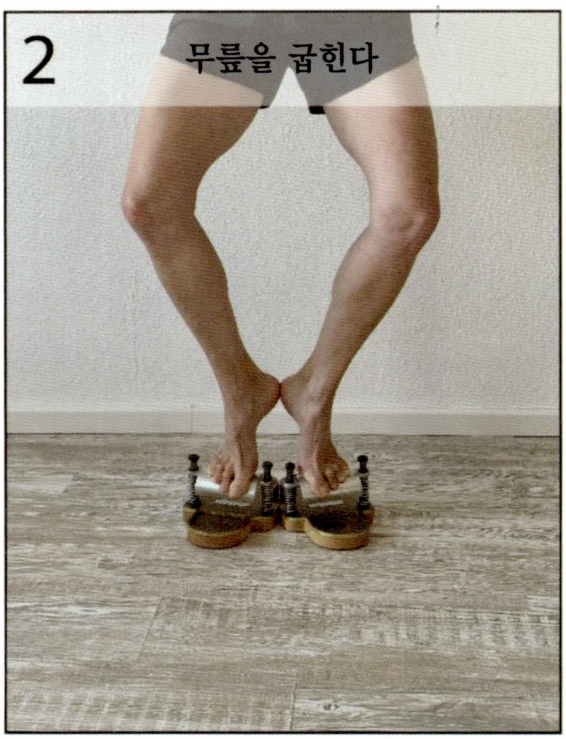

3.7.11.2 아치발 운동(Footwork Archies)

풋 코렉터 설정: 두 개의 동일한 풋 코렉터를 사용한다. 풋 코렉터를 서로 가까이 붙이고 평행하게 둔다. 풋 코렉터 모델에 따라 두 안장의 거리가 다를 수 있다. 그러므로 다리를 얼마나 벌릴지가 자동으로 결정된다.

반복 횟수: 3–7회

안장과의 접촉: 각 안장에 발의 아치부분을 올리고 선다. 발과 다리를 평행을 이룬다. 다리는 곧게 편다. 이 자세는 "물고기를 잡고 있는 새(bird on the perch)"로 묘사되기도 하는데 발이 안장을 최대한 감싼 모습을 말하는 것이다. 경험적으로 보면 발의 아치는 유연성이 가장 적은 부분에 두어야 한다. 발은 발등쪽으로 굽힌다. 발뒤꿈치는 베이스 플레이트 쪽으로 계속 아래로 움직이고, 발 앞부분은 발의 유연성에 따라 안장의 특정 부분으로 구부러진다.

동작:

- 무릎을 굽혔다가 편다. 양 다리를 가급적 동일한 속도로 움직인다. 발의 등쪽 굽힘을 유지한다.
- 동작을 수행하는 동안 양 풋 코렉터의 안장 높이는 동일하게 유지된다. 또한 각 안장은 바닥과 평행해야 하며 안쪽이나 바깥쪽으로 기울어지지 않아야 한다.
- 몸통도 앞이나 뒤로 기울어지지 않아야 한다.

아치발 운동(Footwork Archies)
1 / 1

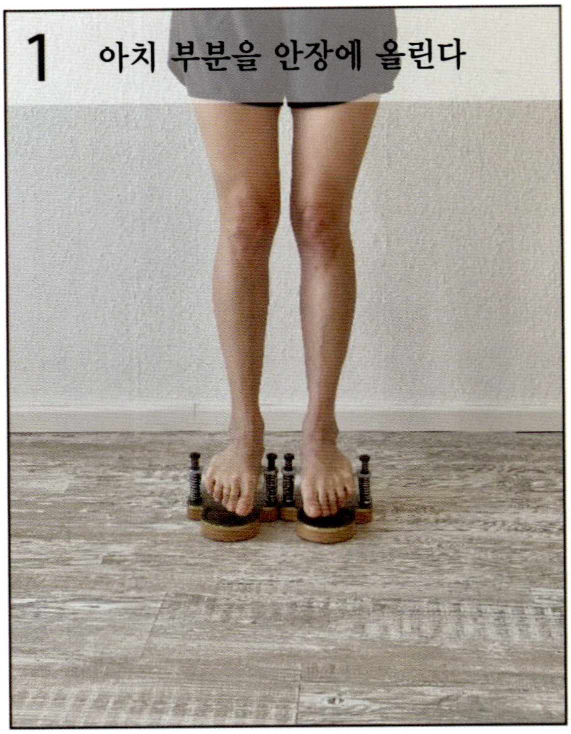

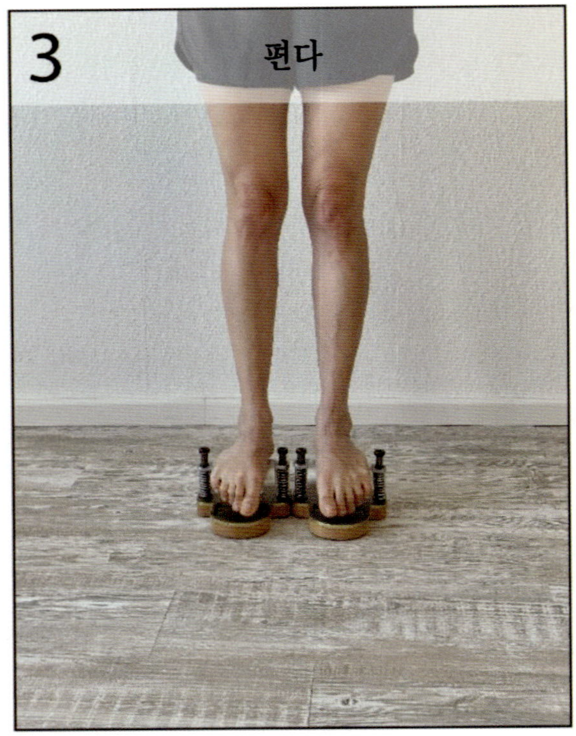

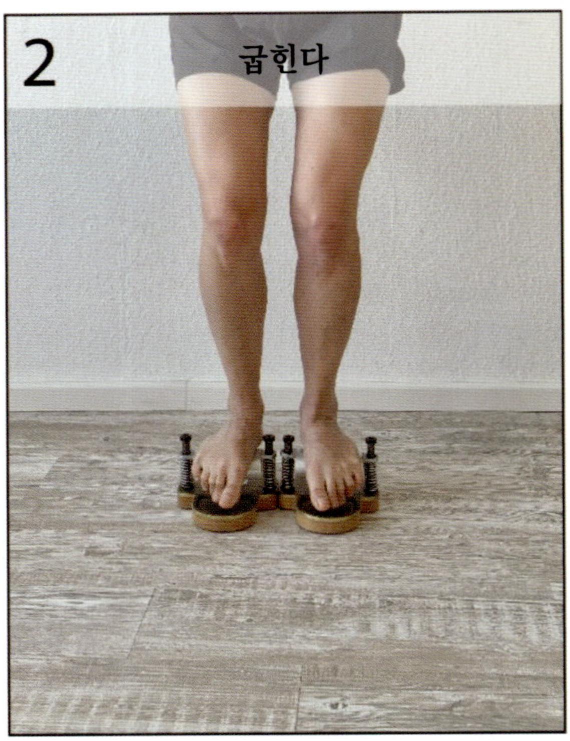

3.7.11.3 뒤꿈치 운동(Footwork Heels)

풋 코렉터 설정: 두 개의 동일한 풋 코렉터를 사용한다. 풋 코렉터를 서로 가까이 붙이고 평행하게 된다. 풋 코렉터 모델에 따라 두 안장의 거리가 다를 수 있다. 그러므로 다리를 얼마나 벌릴지가 자동으로 결정된다.

반복 횟수: 3–7회

안장과의 접촉: 각 안장에 발 뒤꿈치를 대고 선다. 발과 다리는 평행을 이룬다. 발바닥은 바닥과 평행을 이룬다. 다리를 편다.

동작:

- 무릎을 굽혔다가 편다. 양 다리를 가급적 동일한 속도로 움직인다.
- 발바닥과 바닥의 평행 상태를 유지한다.
- 운동하는 동안 양 풋 코렉터의 안장은 같은 높이로 움직여야 한다. 또한 각 안장은 바닥과 평행해야 하고 안쪽이나 바깥쪽으로 기울어지지 않아야 한다.
- 몸통도 앞이나 뒤로 기울어지지 않아야 한다.

뒤꿈치 운동(Footwork Heels)
1 / 1

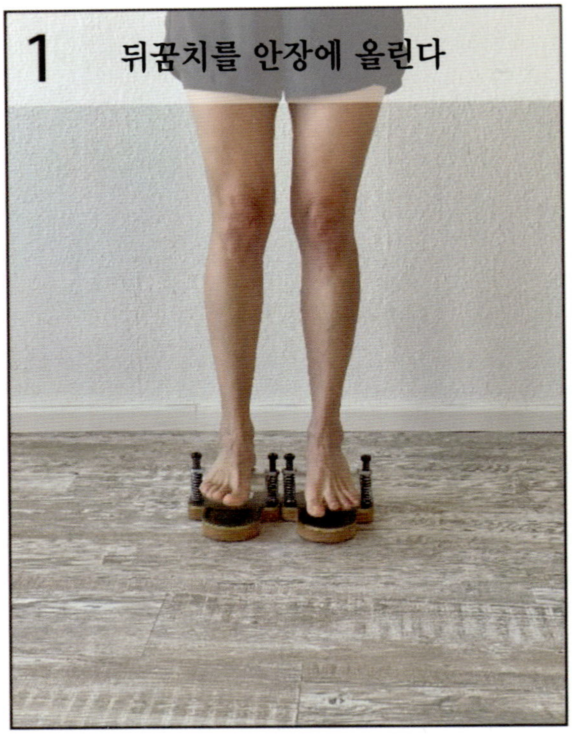

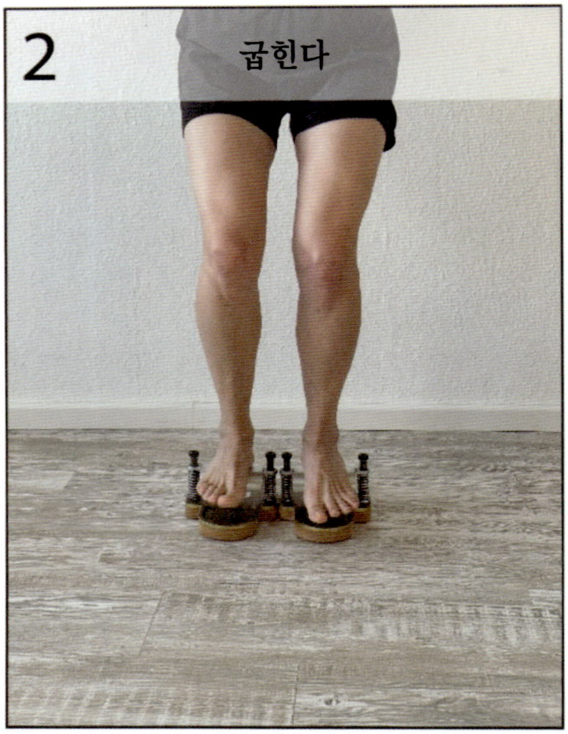

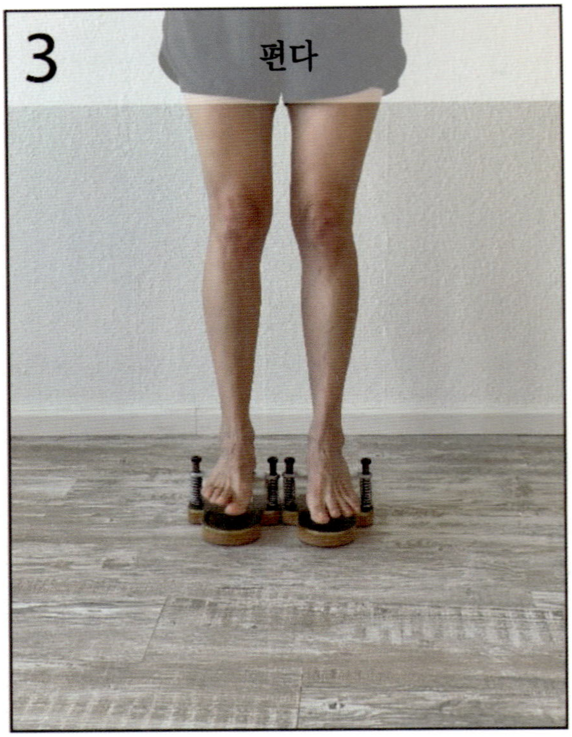

3.7.11.4 힘줄 스트레칭 운동(Footwork Tendon Stretch)

변형 A – 눌렀다가 떼기

풋 코렉터 설정: 두 개의 동일한 풋 코렉터를 사용한다. 풋 코렉터를 서로 가까이 붙이고 평행하게 된다. 풋 코렉터 모델에 따라 두 안장의 거리가 다를 수 있다. 그러므로 다리를 얼마나 벌릴지가 자동으로 결정된다.

반복 횟수: 3–7회

안장과의 접촉: 발허리발가락관절로 안장을 잡듯이 올라선다. 너클이 보여야 한다.

바닥과의 접촉: 발 뒤꿈치를 내린다.

풋 코렉터 위의 다리: 다리를 편다.

동작:

- 발바닥쪽으로 발가락을 굽히면서 안장을 누른다.
- 발등쪽으로 발가락을 올리면서 안장을 위로 적극적으로 올린다.
- 양 발의 동작은 서로 평행하게 한다.
- 운동하는 동안 양 풋 코렉터의 안장은 같은 높이로 움직여야 한다. 또한 각 안장은 바닥과 평행해야 하고 안쪽이나 바깥쪽으로 기울어지지 않아야 한다.
- 몸통도 앞이나 뒤로 기울어지지 않아야 한다.

힘줄 스트레칭 운동(Footwork Tendon Stretch)

1 / 1

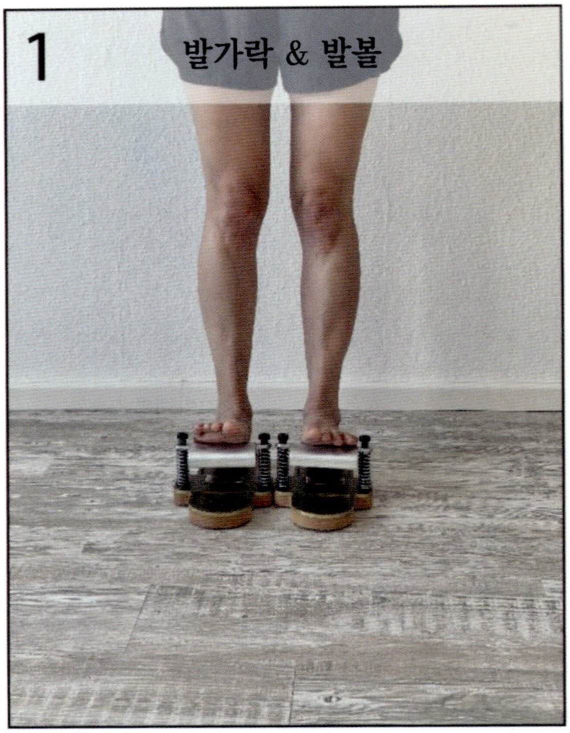

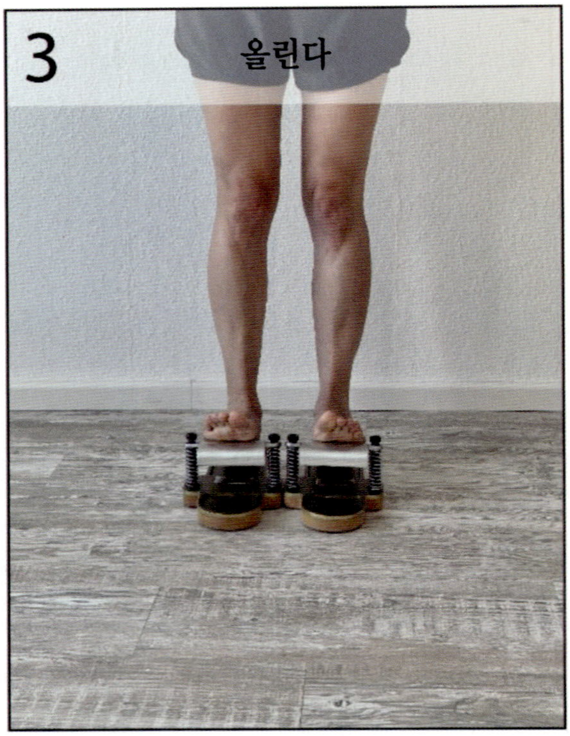

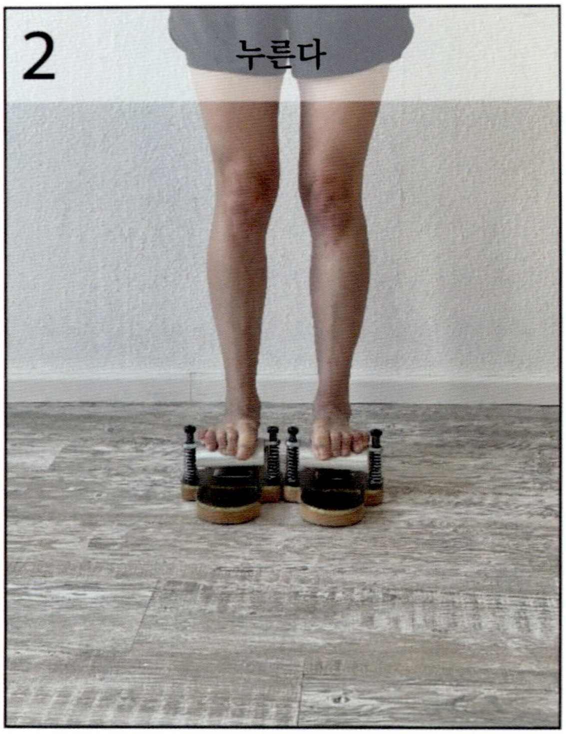

변형 B – 발가락 들어 올렸다가 다시 내리기

풋 코렉터 설정: 두 개의 동일한 풋 코렉터를 사용한다. 풋 코렉터를 서로 가까이 붙이고 평행하게 둔다. 풋 코렉터 모델에 따라 두 안장의 거리가 다를 수 있다. 그러므로 다리를 얼마나 벌릴지가 자동으로 결정된다.

반복 횟수: 3–7회

안장과의 접촉: 발허리발가락관절로 안장을 잡듯이 올라선다. 너클이 보여야 한다.

바닥과의 접촉: 발 뒤꿈치를 내린다.

풋 코렉터 위의 다리: 다리를 편다.

동작:

- 뒤꿈치를 들면서 동시에 안장을 누른다. 다리는 편 상태를 유지한다.
- 안장을 적극적으로 위로 올리고 뒤꿈치는 내린다.
- 운동하는 동안 양 풋 코렉터의 안장은 같은 높이로 움직여야 한다. 또한 각 안장은 바닥과 평행해야 하고 안쪽이나 바깥쪽으로 기울어지지 않아야 한다.
- 몸통도 앞이나 뒤로 기울어지지 않아야 한다.

4 토우 코렉터(TOE CORRECTOR)

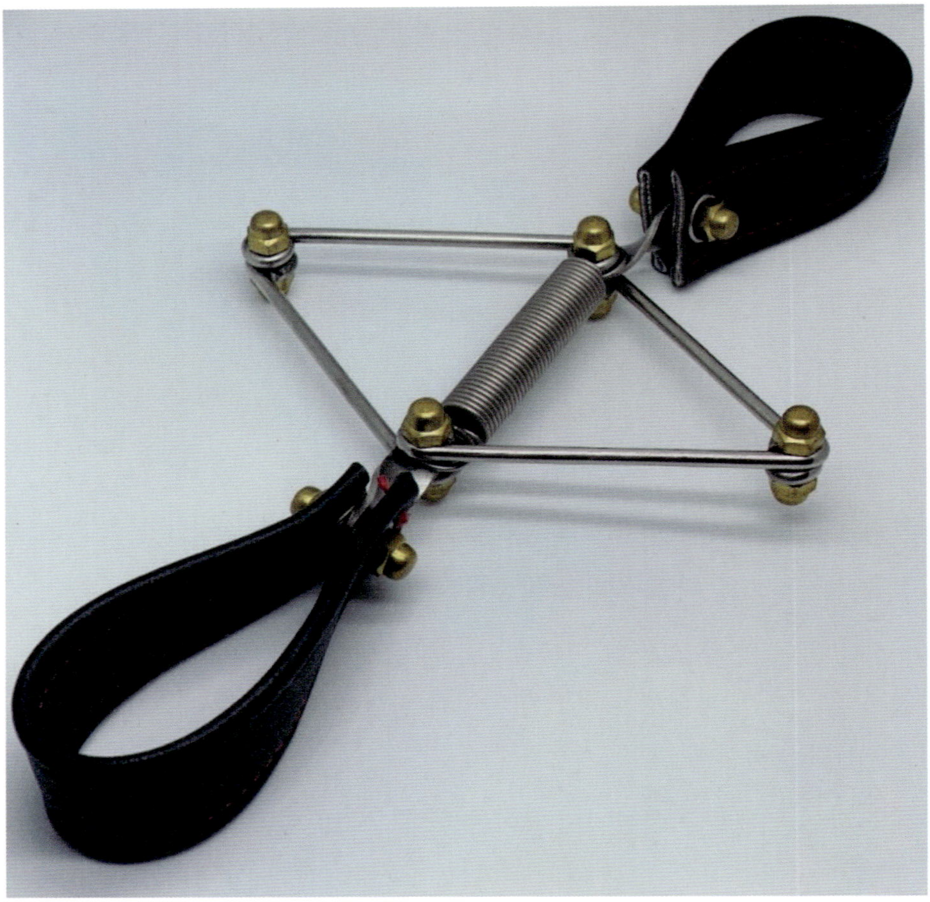

4.1 개요

두 개의 고리가 달린 스프링으로 다이아몬드 모양의 철사가 있어 스프링이 과도하게 늘어나는 것을 방지해 준다. 작은 넥 스트레처(neck stretcher)같은 모양이다. 제조 업체마다 스프링 강도가 다른 다양한 제품이 있다. 발가락 스트레처(Toe Stretcher) 발가락 기즈모(Toe Gizmo), 발가락 운동기(Toe Exerciser)로 불리기도 한다. 하지만 토우 코렉터라는 명칭이 가장 널리 쓰인다.

4.2 토우 코렉터의 필요성

풋 코렉터에서 언급했던 많은 내용들이 토우 코렉터에도 적용된다. 하지만 토우 코렉터는 손가락이나 팔, 어깨를 훈련할 때도 사용할 수 있고 매트 운동에서 다양한 방식으로 활용하기도 한다.

4.3 토우 코렉터의 역사

조셉 필라테스의 아카아브에서 토우 코렉터의 사용을 보여주는 사진들을 많이 발견할 수 있다. 토우 코렉터를 손가락 교정 운동으로 사용하는 사진들도 다수 볼 수 있다.

다른 장비들과는 다르게, 아쉽게도 특허 적용에 대한 내용은 없다. 따라서 토우 코렉터의 역사는 이정도로 언급하고자 한다.

4.4 토우 코렉터의 특별한 기능

- 발로 흐르는 혈류 증가
- 각 발가락의 스트레칭
- 발 전체의 긴장도 변화
- 엉덩관절 벌림근(hip abductor) 훈련
- 손가락, 팔, 어깨 운동
- 매트 운동과 손쉽게 통합 가능

4.5 토우 코렉터 안전하게 사용하기

토우 코렉터의 위험은 상대적으로 거의 없는 편이다.

하지만 스프링 강도가 센 토우 코렉터를 사용하거나 엄지발가락을 움직이려고 손으로 세게 잡아당긴다면 토우 코렉터가 갑자기 튕겨나가면서 다칠 수 있다.

4.6 그 밖에 알아야 할 사항

- 토우 코렉터를 많이 사용한다고 해서 반드시 좋은 것은 아니다. 운동을 처음 시작할 때부터 스프링 강도가 센 토우 코렉터를 사용하게 되면 약한 근육이 활성화 되지 않고, 우리 몸은 이미 강한 근육사슬을 이용해서만 운동을 하려고 할 것이다.

- 제조업체마다 다양한 토우 코렉터를 제공하고 있다. 많이 사용되는 모델은 빨간색과 검정색으로 된 밸런스 바디의 토우 기즈모이다.

- 저렴한 제품이 많이 있다. 30 유로 이하의 제품들을 온라인 쇼핑몰에서 구매할 수 있다.

- 고리의 재질이나 너비도 운동에 영향을 준다. 고리 재질이 불편하거나 손가락이 끼이는 경우, 힘을 주어 운동하기가 어려울 수 있다.

4.7 제조 업체별 토우 코렉터

다양한 토우 코렉터 제품 사진

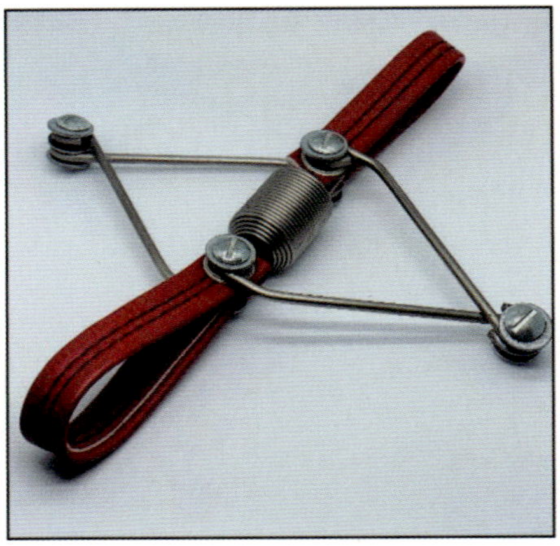

밸런스드 바디 라이트

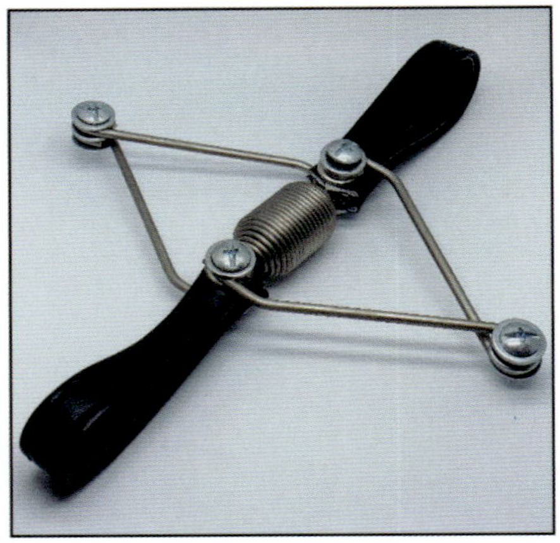

밸런스드 바디 헤비

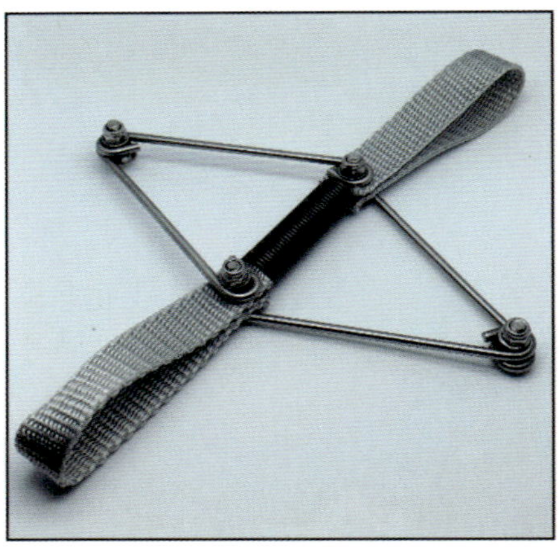

필라테스 스칸디나비아
(프레그 동작)

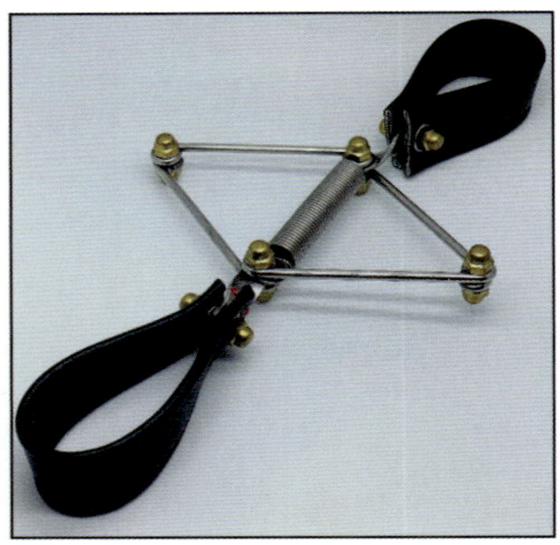

필라테스 리니지

4.8 토우 코렉터 대체 용품

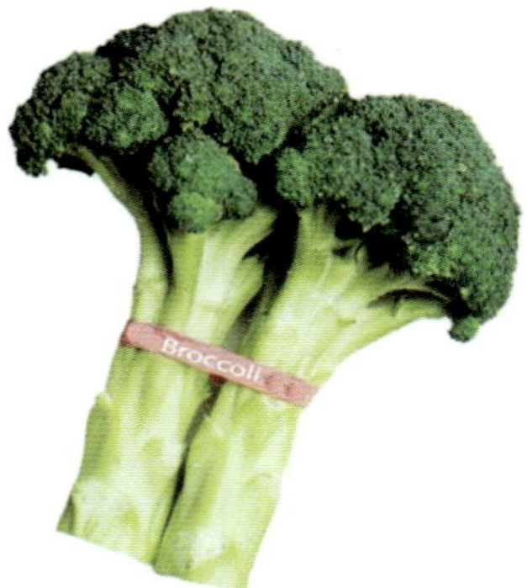
Broccoli

- 토우 코렉터는 밴드 제품으로 대체 가능하다.
  로마나 크리자노브스카는 브로콜리 밴드를
  추천하기도 한다.

- 실리콘 손목 밴드도 적절한 유연성을 제공한다. 적절한 운동 지침에 따라 사용한다면 이러한 대체품들도 사용 가능하다. 실리콘 손목밴드의 단점은 동작 범위가 매우 작다는 것이다.

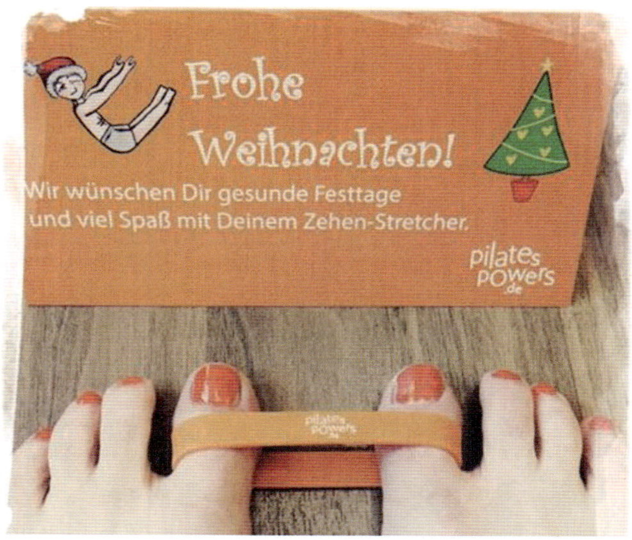
Frohe
Weihnachten!
Wir wünschen Dir gesunde Festtage
und viel Spaß mit Deinem Zehen-Stretcher.
pilates powers .de

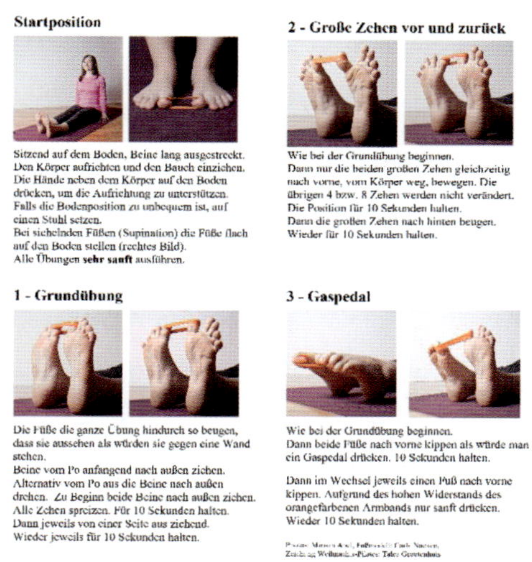

Startposition

Sitzend auf dem Boden, Beine lang ausgestreckt.
Den Körper aufrichten und den Bauch einziehen.
Die Hände neben dem Körper auf den Boden drücken, um die Aufrichtung zu unterstützen.
Falls die Bodenposition zu unbequem ist, auf einen Stuhl setzen.
Bei sichelnden Füßen (Supination) die Füße flach auf den Boden stellen (rechtes Bild).
Alle Übungen **sehr sanft** ausführen.

1 - Grundübung

Die Füße die ganze Übung hindurch so beugen, dass sie aussehen als würden sie gegen eine Wand stehen.
Beine vom Po anfangend nach außen ziehen.
Alternativ vom Po aus die Beine nach außen drehen. Zu Beginn beide Beine nach außen ziehen.
Alle Zehen spreizen. Für 10 Sekunden halten.
Dann jeweils von einer Seite aus ziehend.
Wieder jeweils für 10 Sekunden halten.

2 - Große Zehen vor und zurück

Wie bei der Grundübung beginnen.
Dann nur die beiden großen Zehen gleichzeitig nach vorne, vom Körper weg, bewegen. Die übrigen 4 bzw. 8 Zehen werden nicht verändert.
Die Position für 10 Sekunden halten.
Dann die großen Zehen nach hinten beugen.
Wieder für 10 Sekunden halten.

3 - Gaspedal

Wie bei der Grundübung beginnen.
Dann beide Füße nach vorne kippen als würde man ein Gaspedal drücken. 10 Sekunden halten.

Dann im Wechsel jeweils einen Fuß nach vorne kippen. Aufgrund des hohen Widerstands des orangefarbenen Armbands nur sanft drücken.
Wieder 10 Sekunden halten.

- 두 개의 우정 팔찌와 통조림 병 밴드를 여러 번 접어서 꽤 괜찮은 토우 코렉터를 만들 수도 있다.

4.9 토우 코렉터 운동

4.10 발 운동

4.10.1 스텝(Steps)

원작자: 론 플레처, 캐시 코리

- 먼저 토우 코렉터 없이 10걸음 앞으로 걸어갔다가 10걸음 다시 뒤로 돌아온다. 할 수 있다면 눈을 감고 해본다. 필요 시 발의 현재 느낌을 익숙하게 하기 위해 몇 차례 더 반복할 수도 있다.
- 엄지발가락에 토우 코렉터 고리를 끼운다. 고리가 발가락 사이까지 닿도록 깊숙이 끼운다.
- 발은 평행하게 놓는다. 토우 코렉터 스프링이 당겨질 때까지 한 발을 약간 앞으로 내딛는다.
- 이제 같은 장력을 유지한다(스프링이 더 벌어지거나 줄어들지 않게 한다). 다시 10걸음 앞으로, 10걸음 뒤로 움직이는 것을 몇 번 더 수행한다. 다리는 아크 형태를 이뤄야 하며 발 사이의 거리에 따라 스프링은 같은 장력을 유지해야 한다.
- 토우 코렉터를 빼고 발의 느낌을 확인한다. 다리는 다시 앞 뒤로 걷는다.

변형: 다리를 안쪽으로 돌렸다가 바깥쪽으로 돌리는 동작을 반복한다.

스텝(Steps) 동작 예시

1 / 1

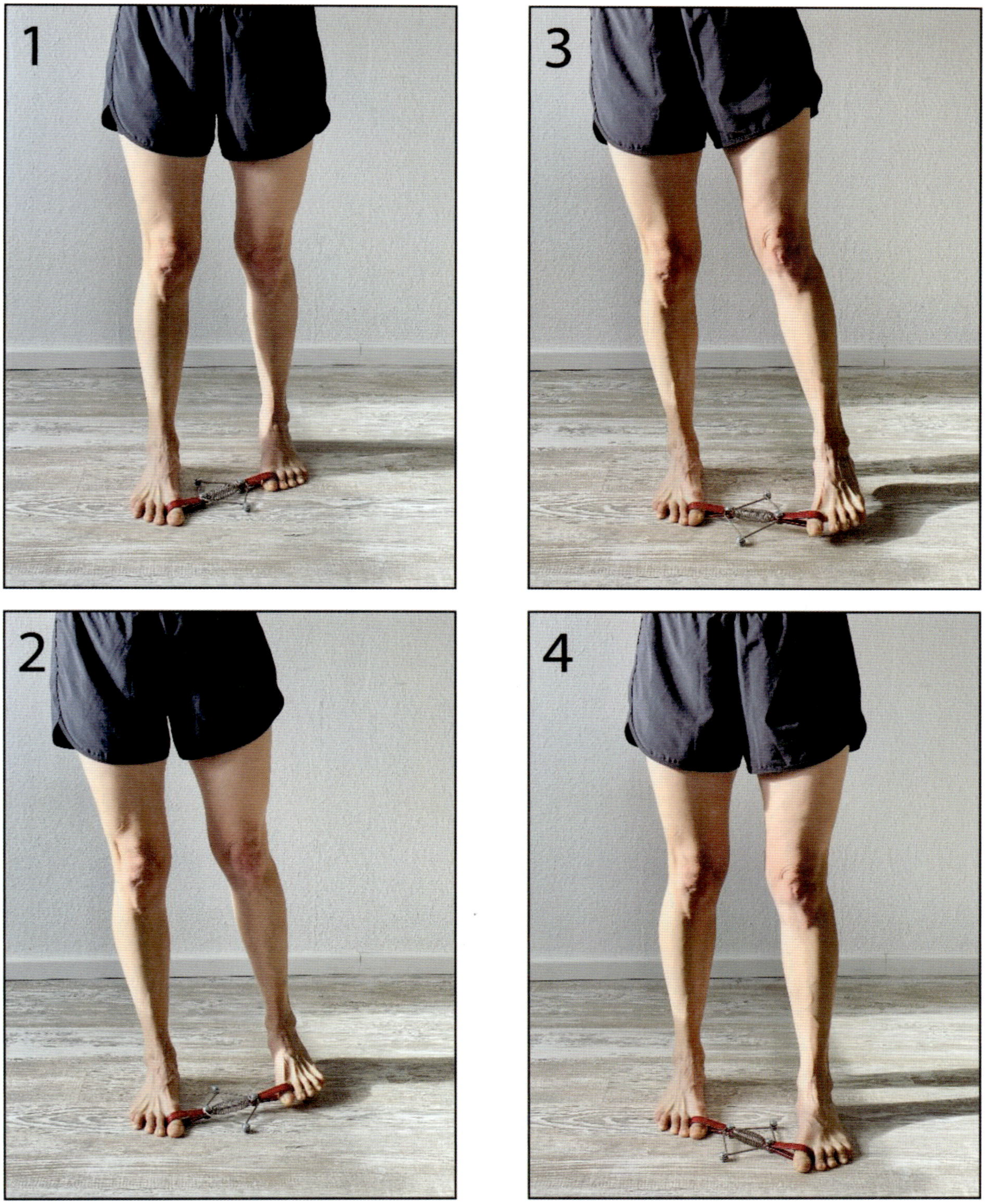

4.10.2 발가락 벌리기(Toe Spread)

원작자: 조셉 필라테스

반복 횟수: 3-5회

준비:

- 토우 코렉터 고리를 엄지 발톱 바로 아래에 오도록 건다.
- 다리를 쭉 펴고 바닥에 앉는다. 몸을 세우고 복부를 안쪽 위로 당긴다.
- 손으로 몸 옆에서 바닥을 지지하면서 자세를 잘 잡도록 한다.
- 바닥에서 동작을 수행하는 것이 어렵다면 조셉 필라테스의 사진과 같이 의자에 앉는다.

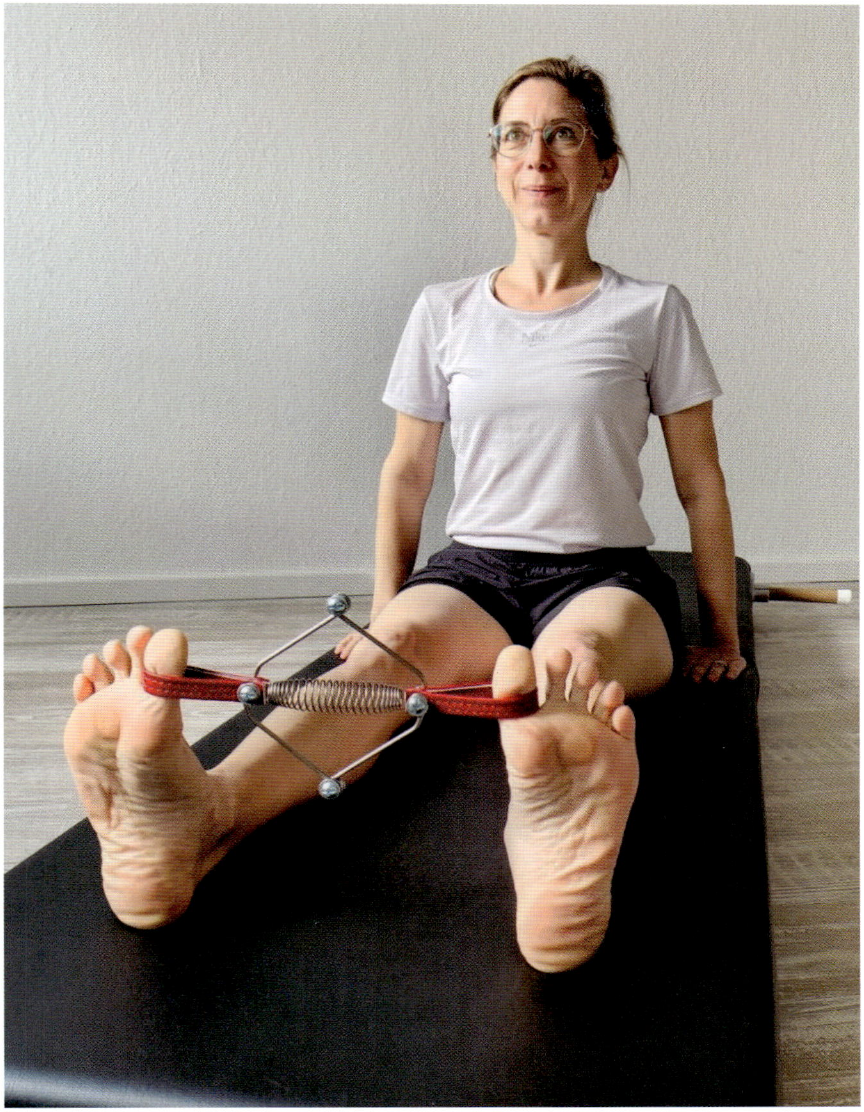

동작:

- 엉덩이 부터 시작한다. 양 다리를 바깥쪽으로 평행하게 당긴다.
  발가락은 모두 벌린다. 5–10초 동안 자세를 유지한다.
- 자세를 풀어준다. 운동을 3–5회 반복한다.
  양 다리가 고르게 바깥으로 당겨지는지 관찰한다. 어떤 다리가 더 강하게 당겨지는가?
  결과에 따라서 약한 쪽 부터 먼저 시작하고 다른 쪽을 한 후
  다시 약한 다리를 운동한다.
  예를 들어, 왼쪽 다리가 더 약하다면 아래와 같이 한다:
- 예: 오른쪽 다리를 안정화 한다. 왼쪽 다리를 바깥으로 보낸다. 3–5회 반복한다.
- 예: 왼쪽 다리를 안정화 한다. 오른쪽 다리를 바깥으로 보낸다. 3–5회 반복한다.
- 예: 오른쪽 다리를 안정화 한다. 왼쪽 다리를 바깥으로 보낸다. 3–5회 반복한다.
- 마지막으로, 양 다리를 테스트 해 본다.

다른 방법으로는 다리를 바깥으로 돌리는 방법이 있다.
나머지 다른 동작은 위의 순서에 따라서 한다.

발가락 벌리기(Toe Spread)

1 / 1

1 토우 코렉터 고리를 발가락 아래까지 완전히 내려서 건다

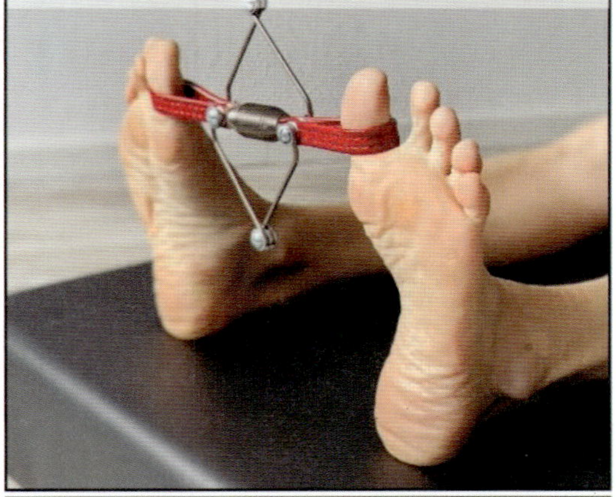

2 당긴다

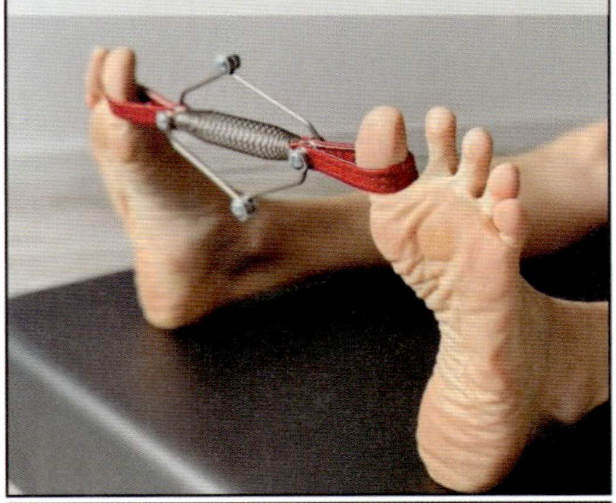

3 힘을 뺀다

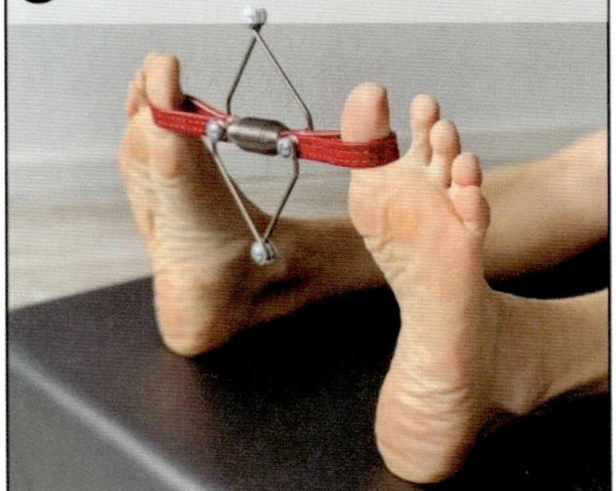

1 토우 코렉터를 엄지 발톱 아래에 건다

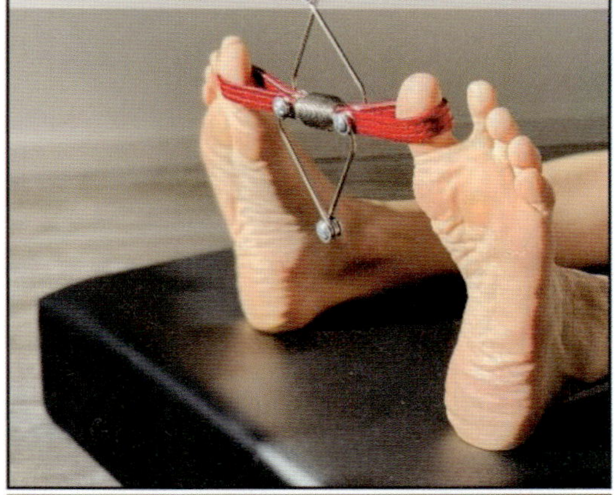

2 당긴다

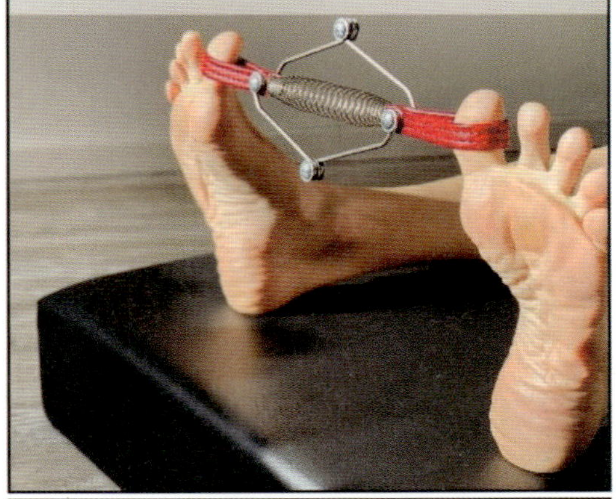

3 힘을 뺀다

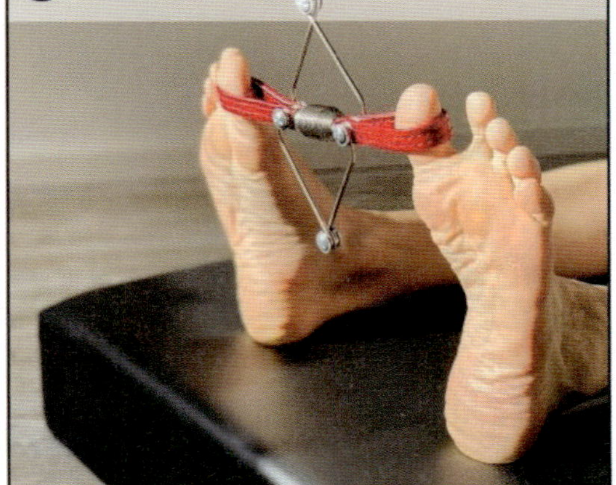

4.10.3 엄지발가락 앞뒤로 움직이기(Big toes back and forth)

원작자: 알 수 없음

반복 횟수: 3−7회

준비: "발가락 벌리기 Toe Spread"와 동일하게 시작한다. 토우 코렉터 스프링을 벌리면서 다리를 바깥쪽으로 보낸다.

동작:

- 그런 후에 두 엄지발가락만 앞으로(몸에서 멀어지는 방향으로) 동시에 움직인다.
- 남은 발가락들은 그대로 있어야 한다. 이 자세를 5−10초 유지한다.
- 그런 후에 다시 엄지발가락을 제자리로 한다. 다시 이 자세를 5−10초 유지한다.

엄지발가락 앞뒤로 움직이기(Big toes back and forth) (2개의 다른 토우 코렉터 모델)
1 / 1

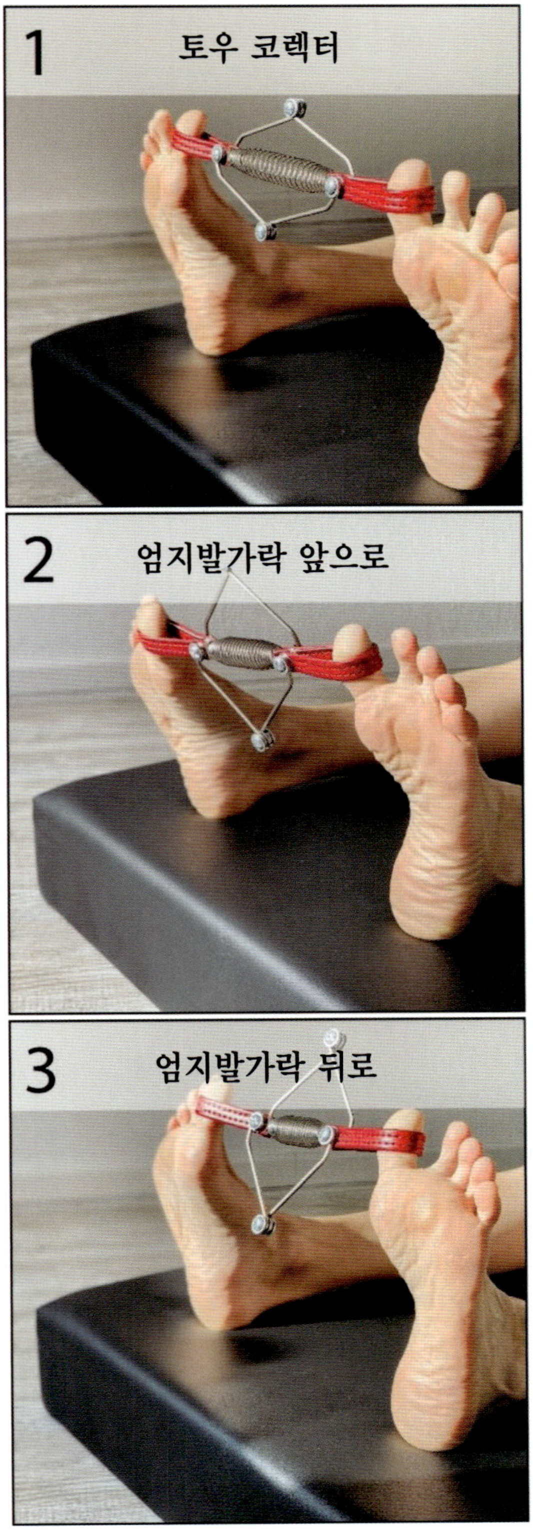

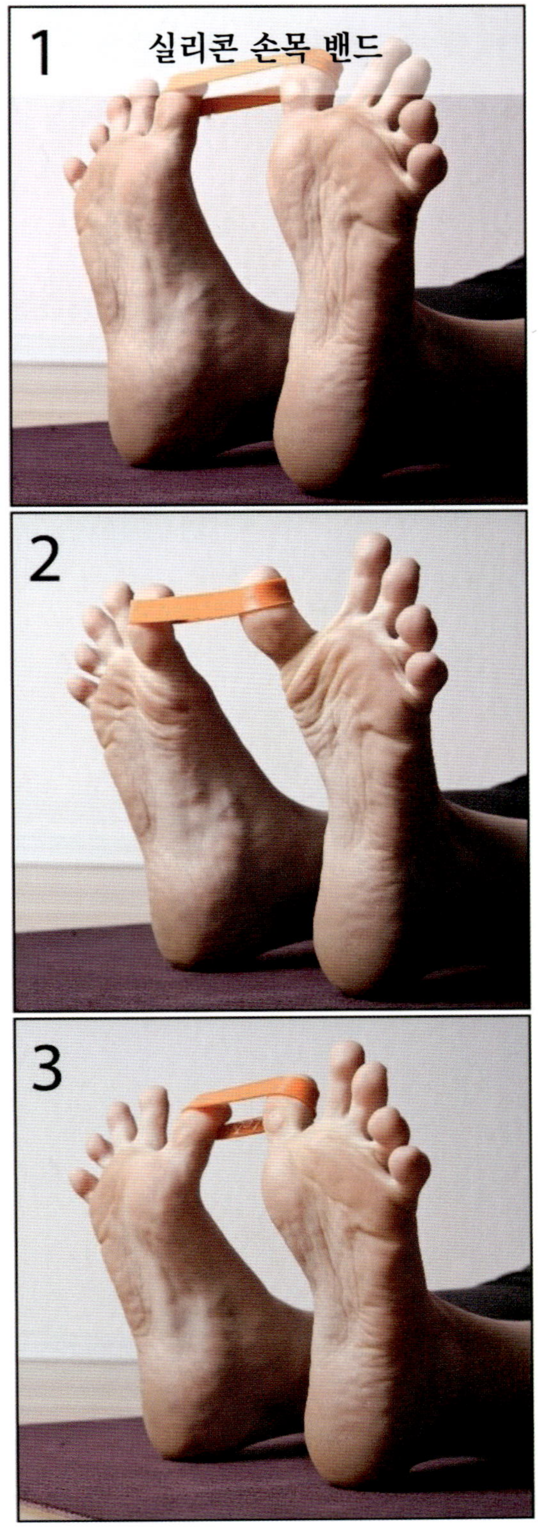

4.10.4 가속 페달(Accelerator pedal)

원작자: 조셉 필라테스로 추정됨

반복 횟수: 3–7회

준비: "발가락 벌리기 Toe Spread"와 동일하게 시작한다. 토우 코렉터 스프링을 벌리면서 다리를 바깥쪽으로 보낸다.

동작:

- 가속 페달을 밟듯이 양 발을 앞으로 누른다.
- 이 자세를 5–10초 유지한다.
- 그런 후에 한 번에 한 발씩 누른다.
- 다시 5–10초 자세를 유지한다.

가속 페달(Accelerator pedal)

1 / 1

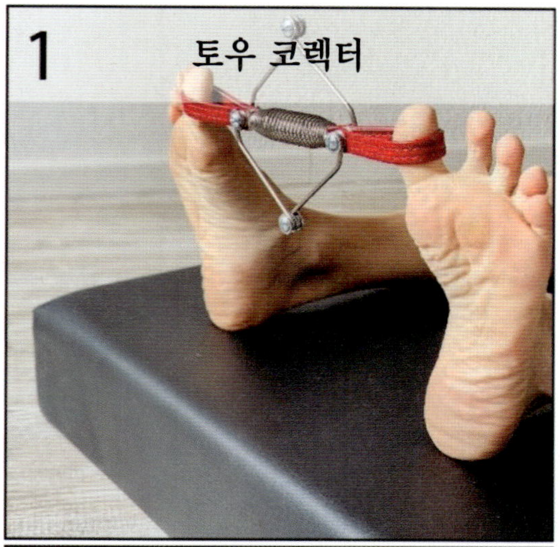

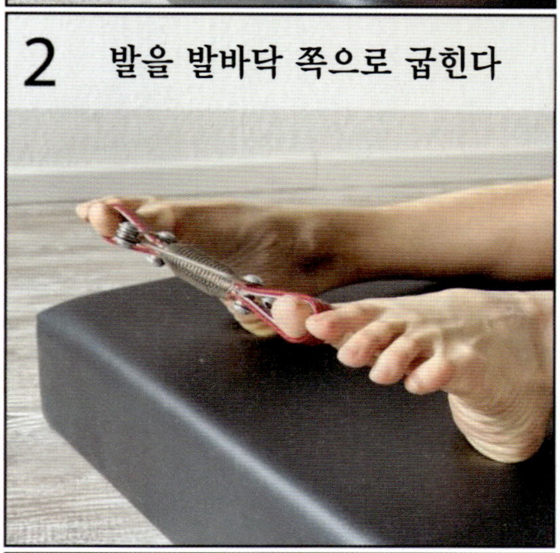

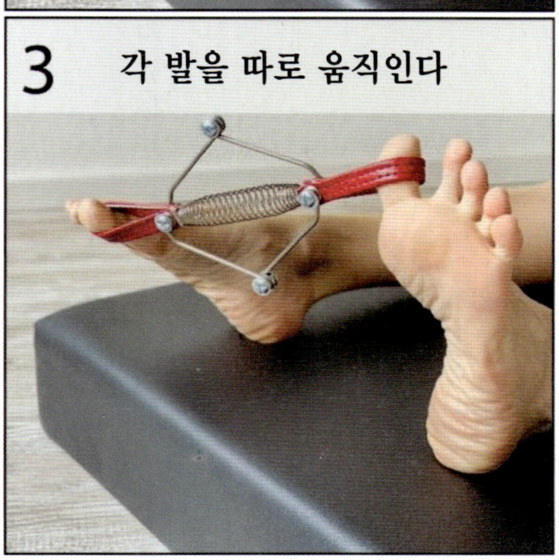

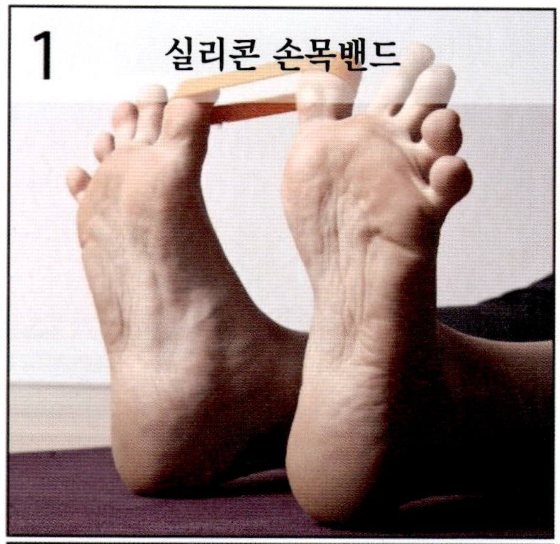

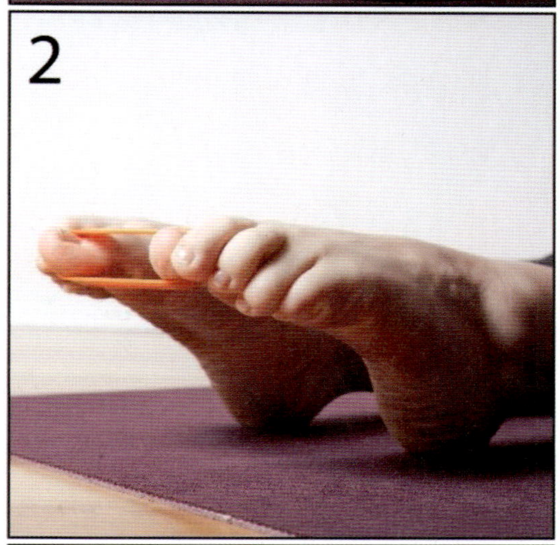

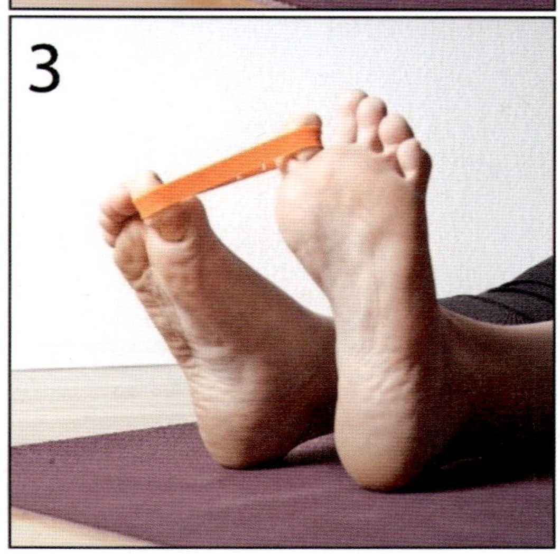

4.10.5 다이아몬드(Diamond)

원작자: 캐시 코리

반복 횟수: 3–7회

준비: 토우 코렉터를 발가락에 건다. 다이아몬드 자세로 앉는다. 발은 작은 V 모양을 한다. 뒤꿈치를 서로 붙인다. 토우 코렉터 스프링을 당길 준비를 한다.

동작:

- 토우 코렉터 스프링을 벌리기 위해 발과 다리를 바깥쪽으로 돌린다.
- 새끼발가락을 바닥쪽으로 내리기 위해 발을 바깥쪽으로 돌린다.
- 뒤꿈치를 바깥쪽으로 누른다.
- 뒤꿈치를 들고 새끼발가락 가장자리 쪽으로 돌린다.
- 뒤꿈치를 다시 내린다.
- 뒤꿈치를 서로 붙인다.
- 발을 구부린다.
- 토우 코렉터가 풀어질 때까지 발을 안쪽으로 돌린다.

다이아몬드(Diamond)
1 / 3

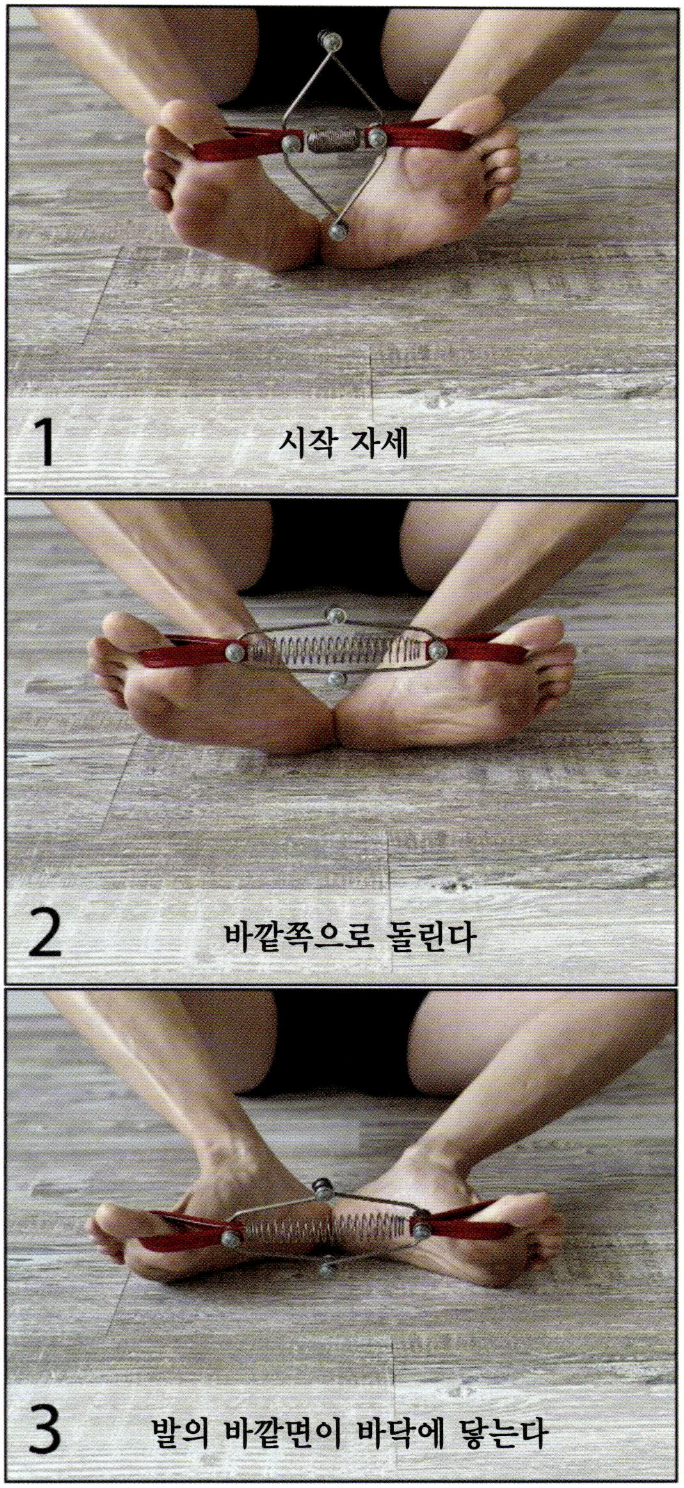
1
시작 자세
2
바깥쪽으로 돌린다
3
발의 바깥면이 바닥에 닿는다

다이아몬드(Diamond)
2 / 3

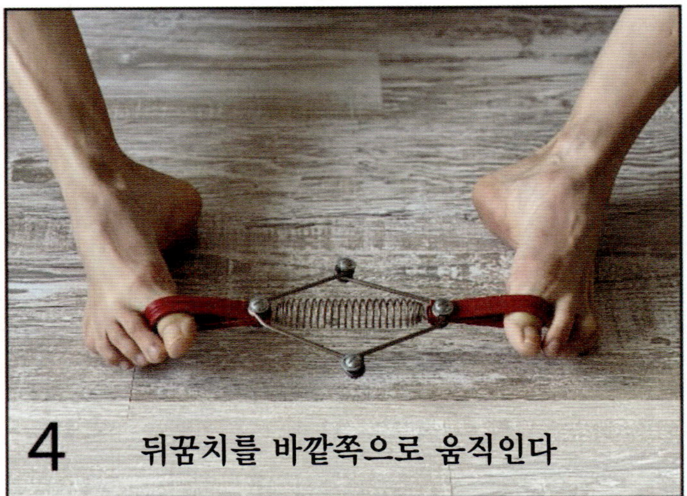
4
뒤꿈치를 바깥쪽으로 움직인다

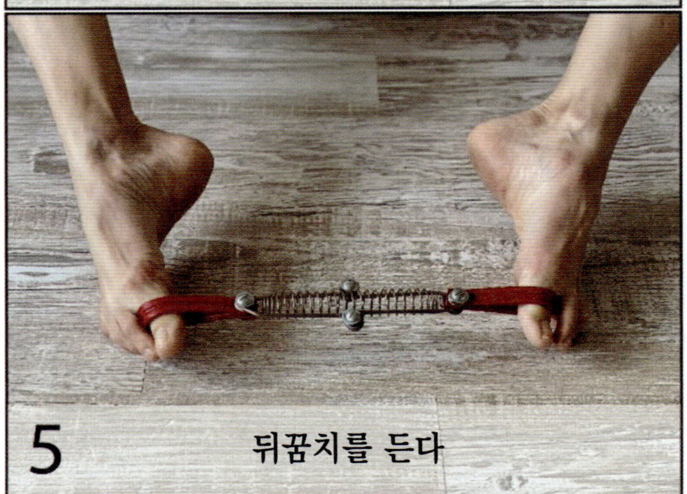
5
뒤꿈치를 든다

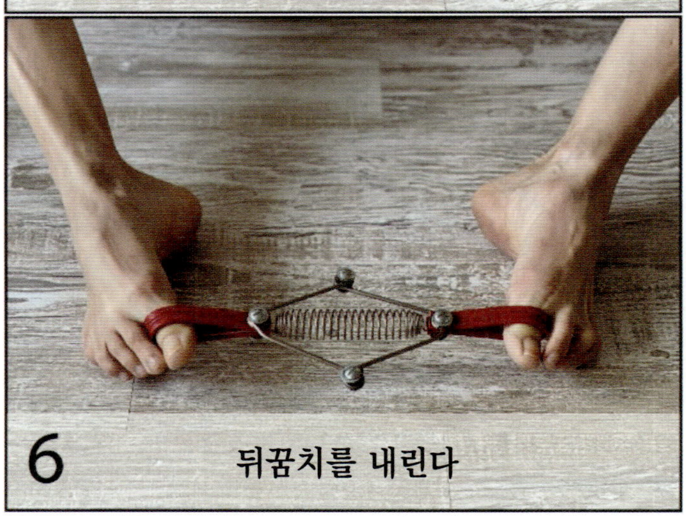
6
뒤꿈치를 내린다

다이아몬드(Diamond)
3 / 3

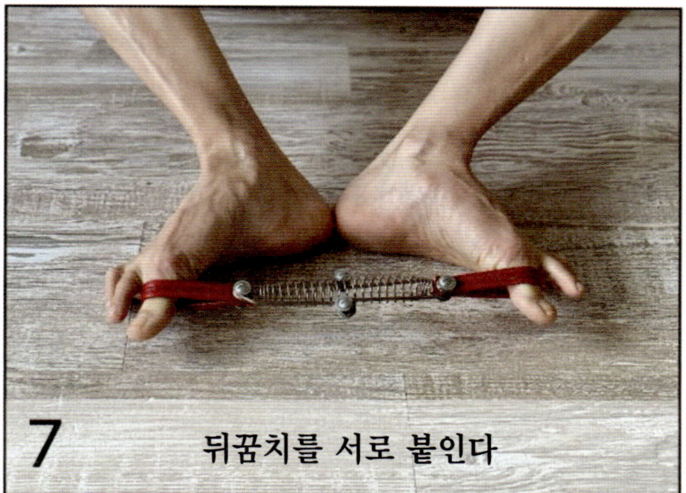
7 뒤꿈치를 서로 붙인다

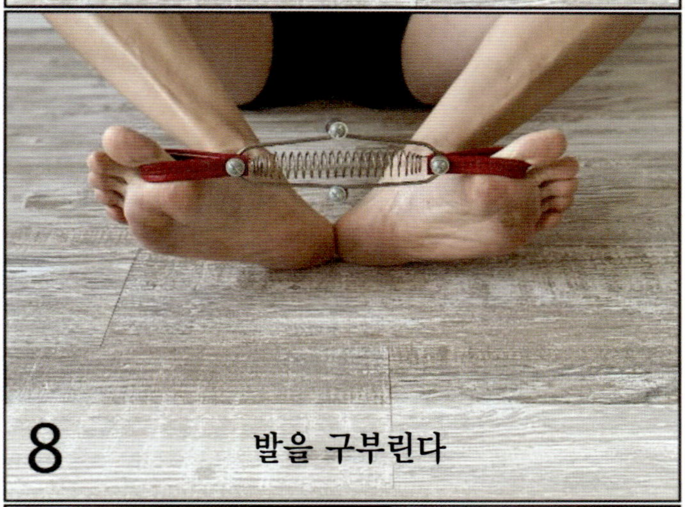
8 발을 구부린다

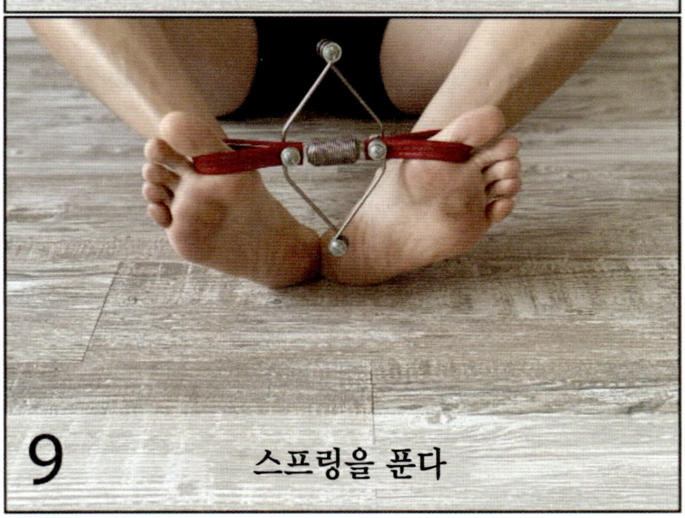
9 스프링을 푼다

4.10.6 무지외반증(Hallux valgus)

원작자: 여러 운동 전문가가 제안함. 보통 플렉서블 밴드를 사용함

반복 횟수: 3–7회

준비: 의자나 바닥에 앉는다.

앞 발 엄지발가락에 토우 코렉터를 건다. 반대편 손가락 1–2개를 이용해 토우 코렉터의 다른 한 쪽을 잡는다. 운동을 더 쉽게 제어하기 위해 안정적 자세로 반대편 팔을 종아리 옆쪽에 위치시킨다.

스프링에 힘을 가하되 아직 스프링을 당기지는 않는다.

동작:

- 반대편 무릎 방향으로 토우 코렉터를 위로 당긴다.
  이 때 발가락은 "바깥쪽"으로 위로 당겨진다.
  동작의 범위는 사람마다 다르다.
- 엄지발가락이 당겨진 상태를 유지하면서 엄지발가락을 (할 수 있다면) 바닥쪽으로 눌러본다.
- 엄지발가락이 바닥에 닿으면 천천히 스프링을 풀어준다.

무지외반증(Hallux valgus)
1 / 2

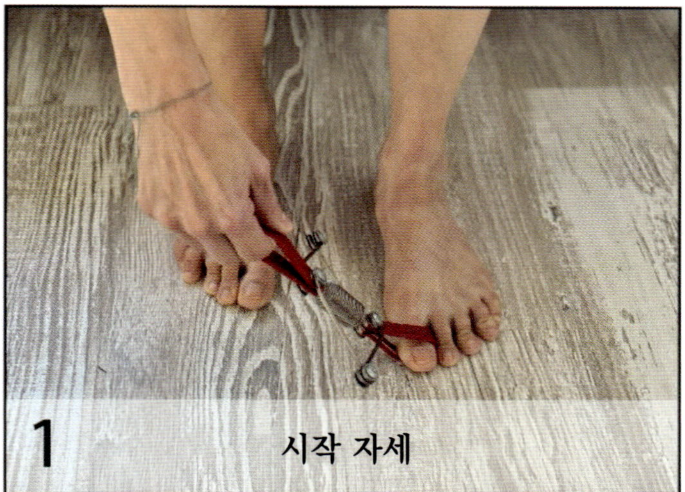

1 시작 자세

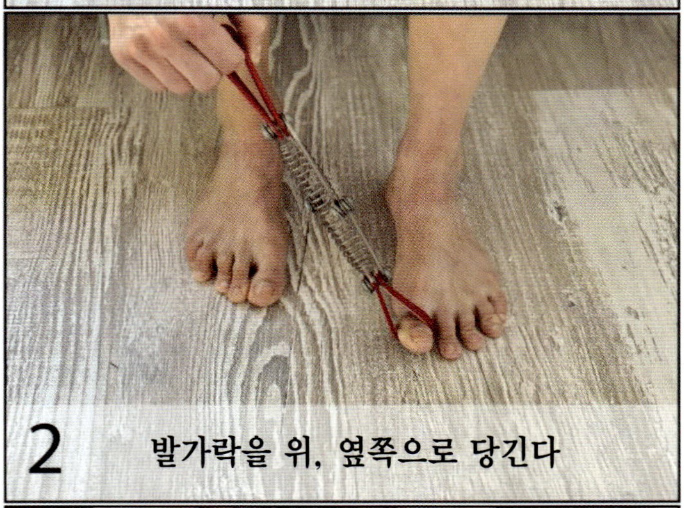

2 발가락을 위, 옆쪽으로 당긴다

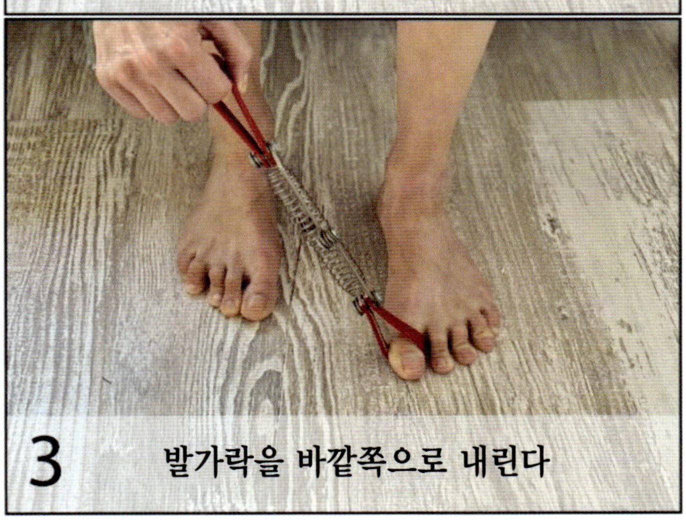

3 발가락을 바깥쪽으로 내린다

무지외반증(Hallux valgus)
2 / 2

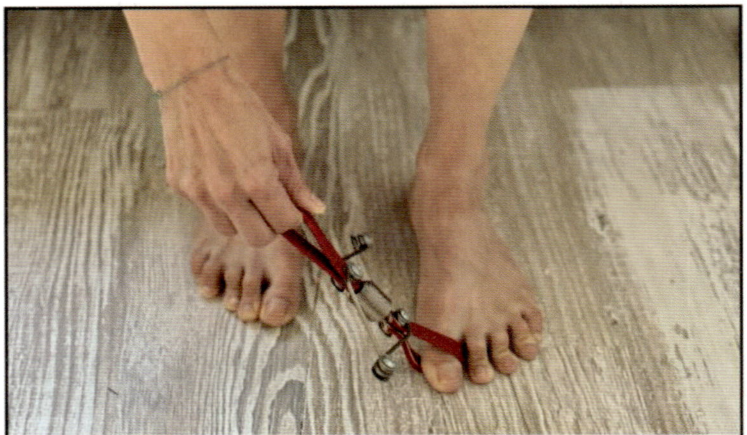

4 스프링을 푼다

4.10.7 발가락 제어(Toe control)

원작자: 여러 운동 전문가가 제안함. 보통 플렉서블 밴드를 사용함

반복 횟수: 3-7회

준비: 의자에 앉거나, 뒤 무릎을 바닥에 대고 런지 자세를 한다. 앞 발 엄지발가락에 토우 코렉터를 끼운다. 반대 손가락 1-2개로 토우 코렉터의 나머지 부분을 잡는다. 토우 코렉터 스프링을 당길 준비를 한다.

동작:

- 엄지발가락이 올라가도록 토우 코렉터를 수직 위로 당긴다. 나머지 네 발가락은 바닥에 붙어 있어야 한다. 아직 토우 코렉터 스프링을 완전히 당기지 않는다. 엄지발가락으로 바닥을 누르고 스프링이 다시 위로 올라가도록 한다.
- 다음 발가락도 계속 그렇게 한다.

발가락 제어(Toe control)
1 / 3

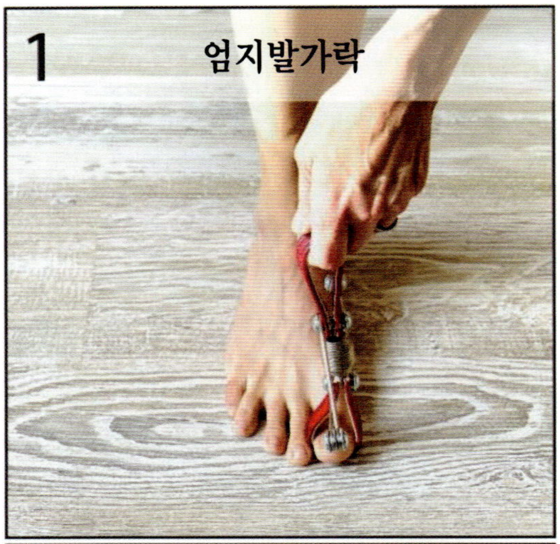

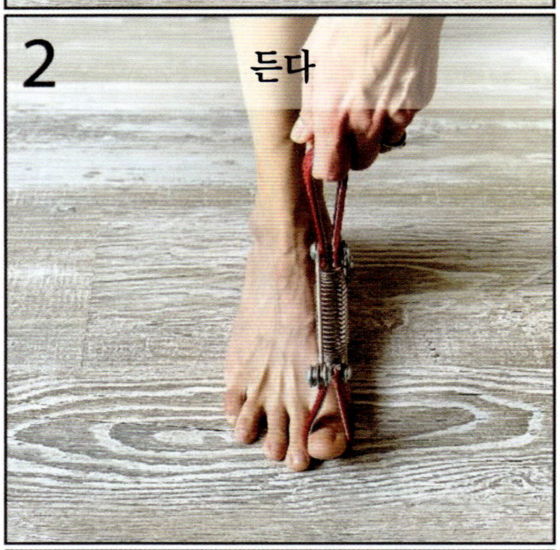

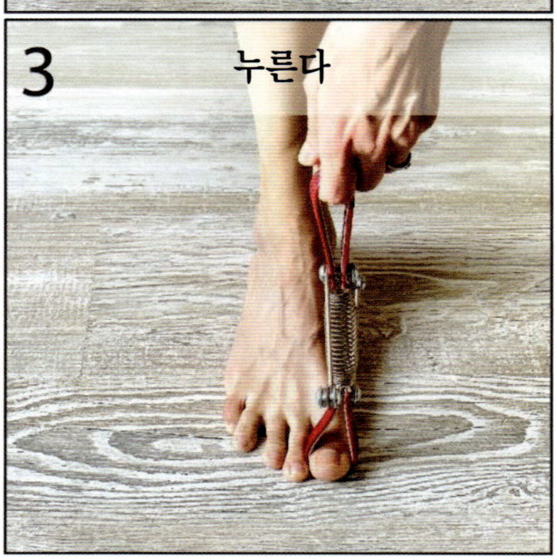

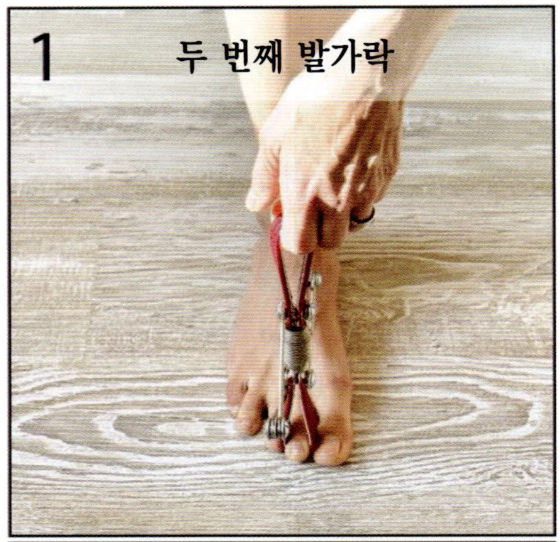

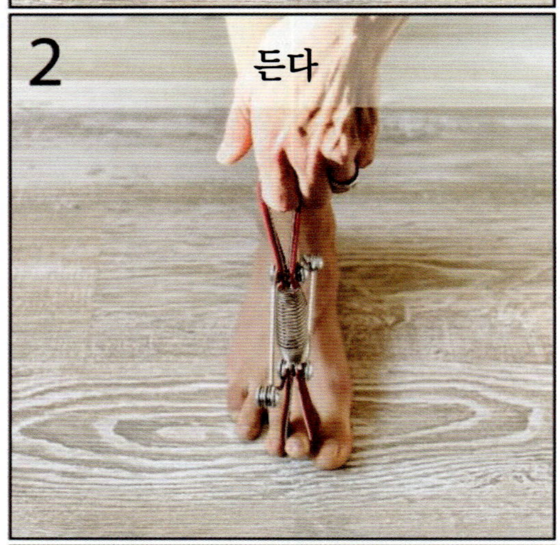

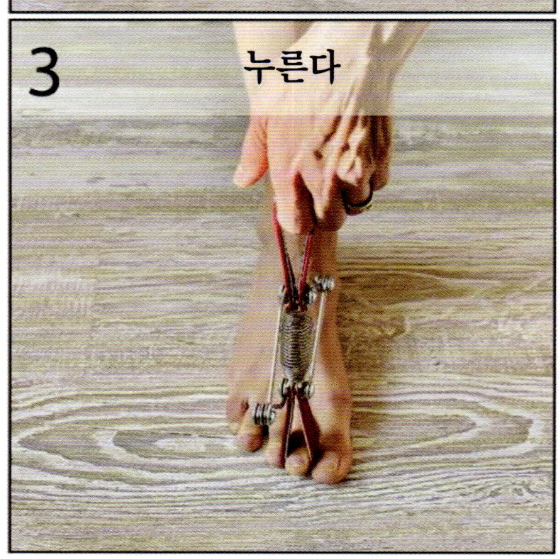

발가락 제어(Toe control)
2 / 3

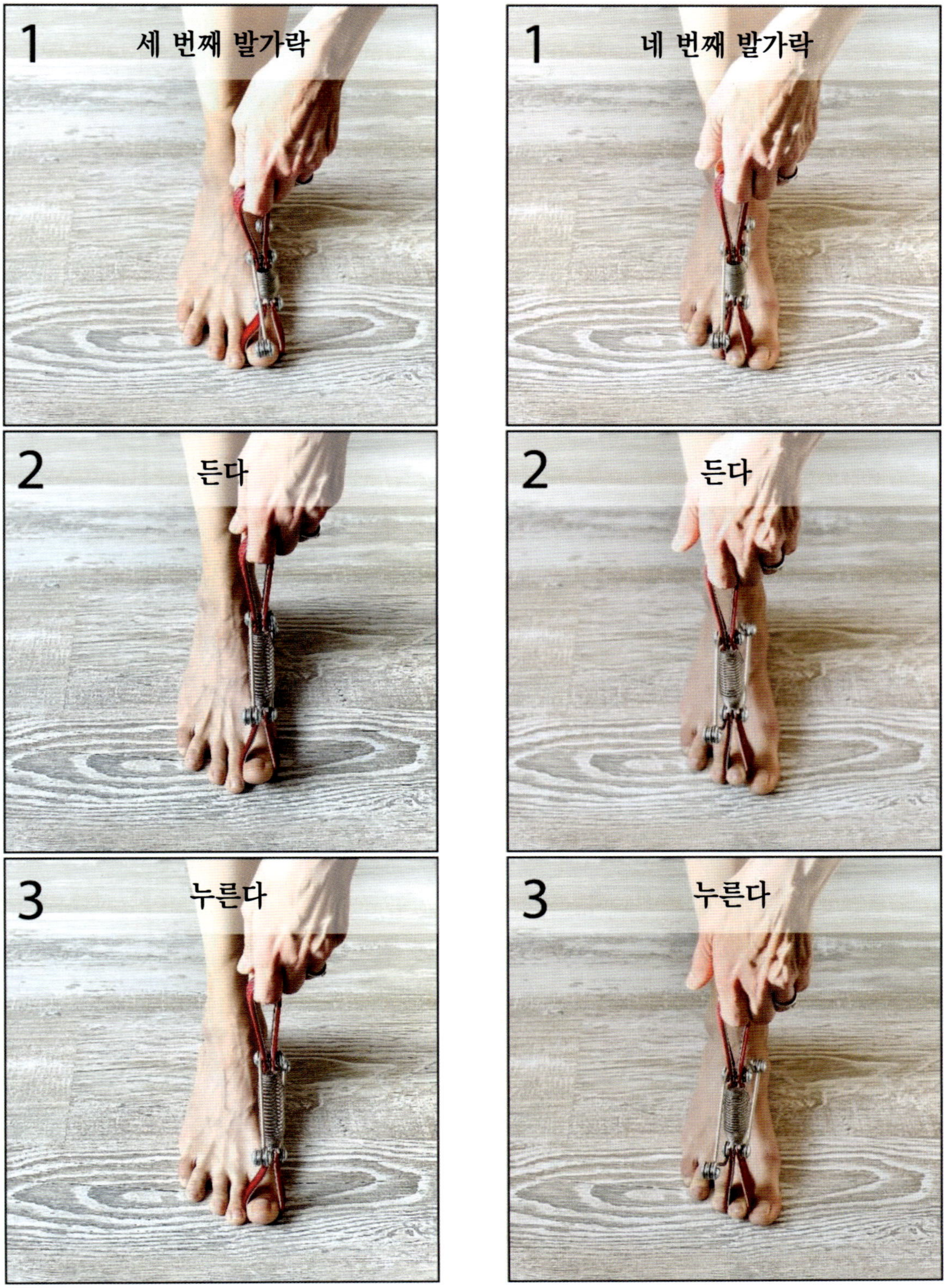

발가락 제어(Toe control)

3 / 3

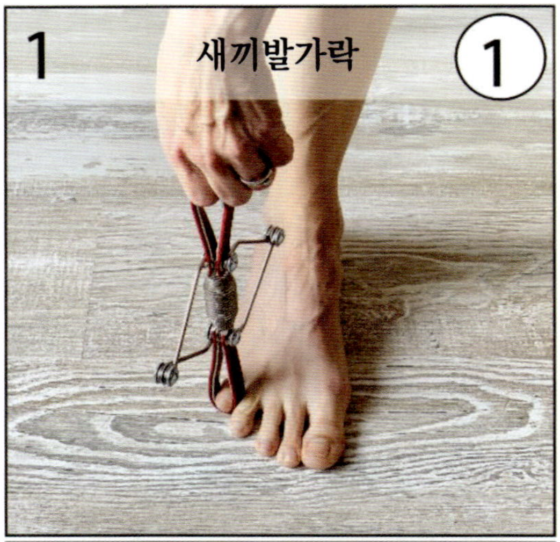

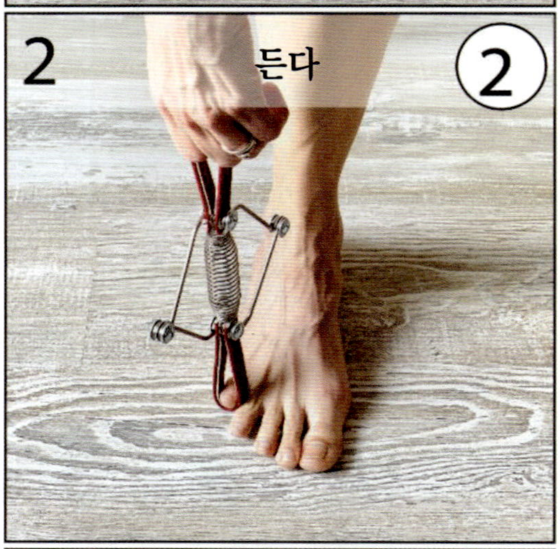

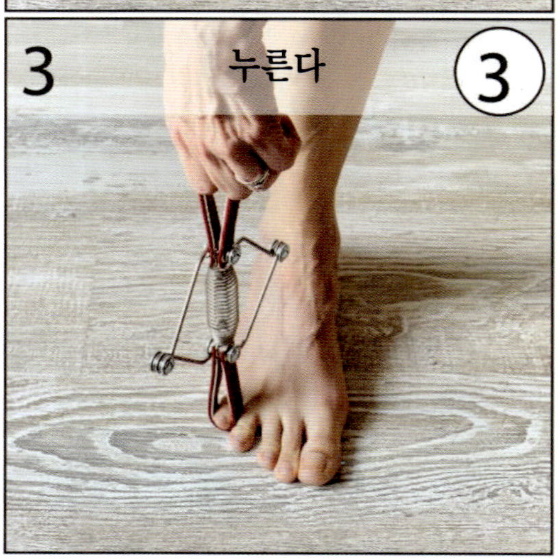

4.11 손 운동

손으로 하는 토우 코렉터 운동은 처음에는 매우 신기할 것이다. 캐시 코리는 코어 밴드를 개발했고 상체의 저항력, 안정성, 대칭성을 향상시키기 위해 토우 코렉터를 손 운동에 사용하기 시작했다.

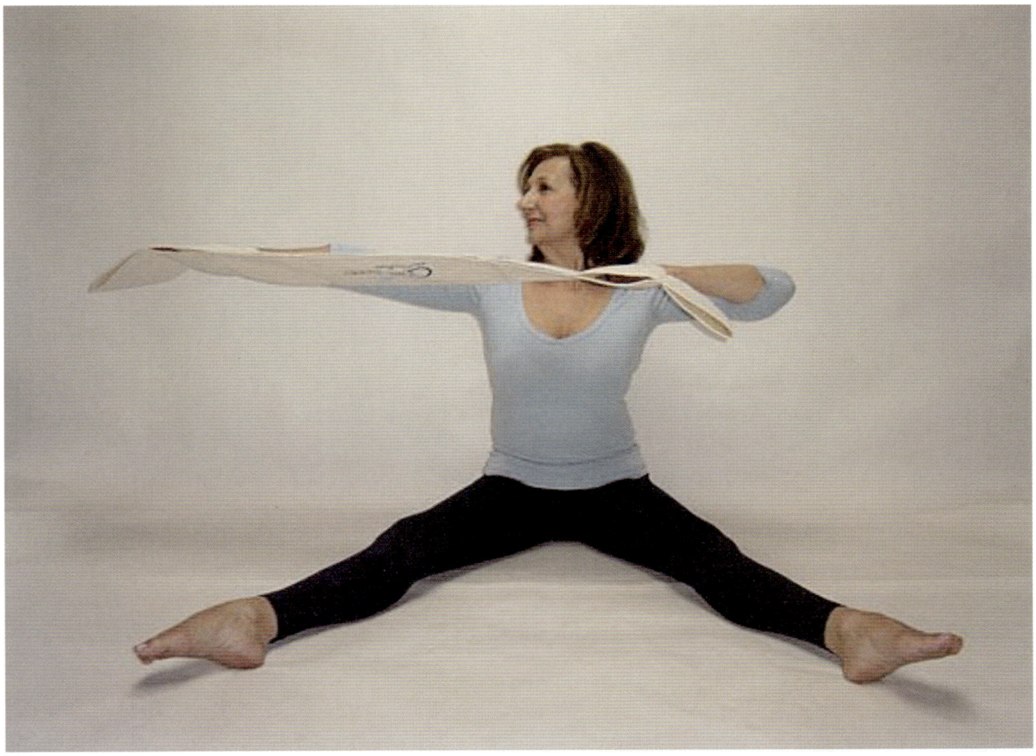

당신의 필라테스 운동에 토우 코렉터로 하는 손 운동을 사용하기 시작했다면, 이 보다 더 큰 자산은 없을 것이다. 캐시 코리가 개발한 다양한 운동들을 소개하고자 한다.

4.11.1 팔 굽히고 머리 위에서 당기기(Abduction over head – arms bent)

원작자: 캐시 코리

반복 횟수: 3–7회

준비: 서거나 앉거나 무릎을 꿇는다. 엄지손가락에 토우 코렉터를 건다. 토우 코렉터로 얼마나 자세를 잘 잡느냐에 따라 운동의 성과도 달라진다. 다른 방법으로는 손을 펴고 손가락을 벌리거나 엄지손가락까지 평평하게 완전히 붙이는 것이다.

머리 위로 팔을 들거나 머리 앞으로 팔을 든다. 팔꿈치는 약간 바깥으로 굽힌다.

토우 코렉터 스프링을 당길 준비를 한다.

동작:

- 어깨뼈 아래 근육을 활성화하고 팔꿈치는 바깥 아래로 향하게 한다.
- 다시 편안한 자세로 돌아온다.
- 3–7회 반복한다. 양팔이 바깥쪽으로, 아래쪽으로 얼마나 고르게 당겨지는지 관찰한다. 어깨뼈 아래 근육이 활성화 되었는가? 어느 쪽 팔이 더 세게 당겨지는가? 양 어깨는 같은 높이인가?
관찰 결과에 따라 약한 쪽 부터 시작하고 다른 쪽 그리고 다시 약한 쪽을 운동한다. 아래는 왼쪽이 약한 경우에 대한 예시이다.
- 예: 오른팔을 고정한다. 왼쪽 어깨뼈 아래 근육을 활성화 하여 왼쪽 팔꿈치를 바깥쪽 아래로 내린다. 3–7회 반복한다.
- 예: 왼팔을 고정한다. 오른쪽 어깨뼈 아래 근육을 활성화 하여 오른쪽 팔꿈치를 바깥쪽 아래로 내린다. 3–7회 반복한다.
- 예: 오른팔을 고정한다. 왼쪽 어깨뼈 아래 근육을 활성화 하여 왼쪽 팔꿈치를 바깥쪽 아래로 내린다. 3–7회 반복한다.
- 마지막으로 양 쪽을 같이 수행해서 시험해 본다.

비틀기(twist) **변형**: 한쪽으로 당길 때, 팔을 바깥 아래쪽으로 향한 쪽의 갈비뼈 아래 몸통을 돌린다. 다른 팔은 안정화한다.

팔 굽히고 머리 위에서 당기기(Abduction over head – arms bent)
1 / 2

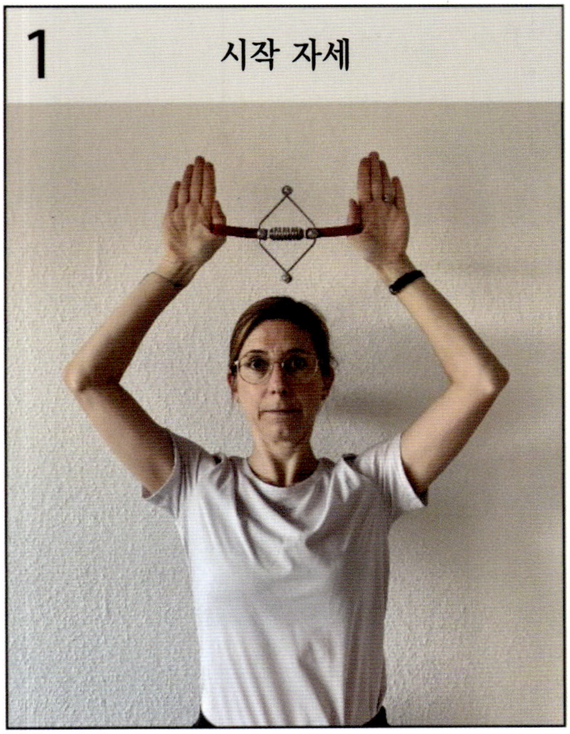
1
시작 자세

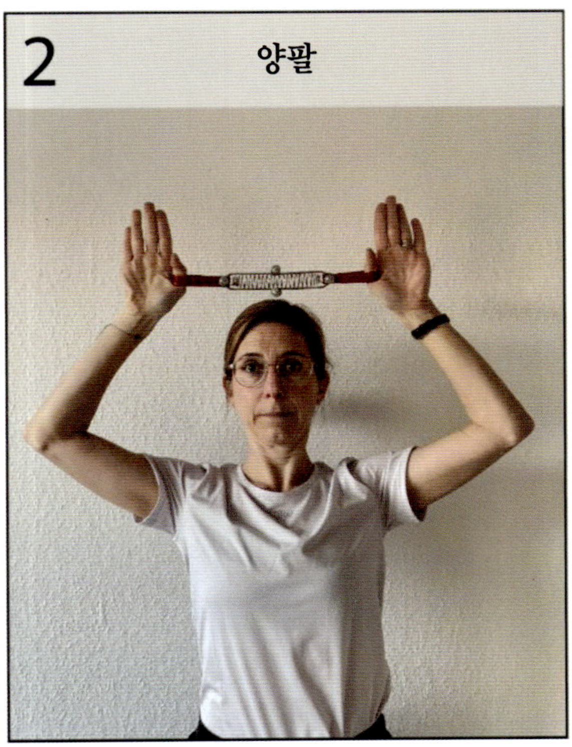
2
양팔

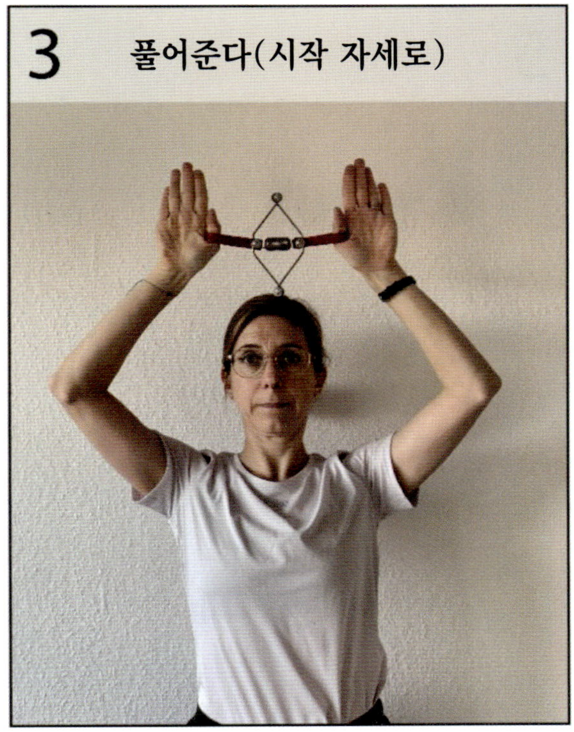
3
풀어준다(시작 자세로)

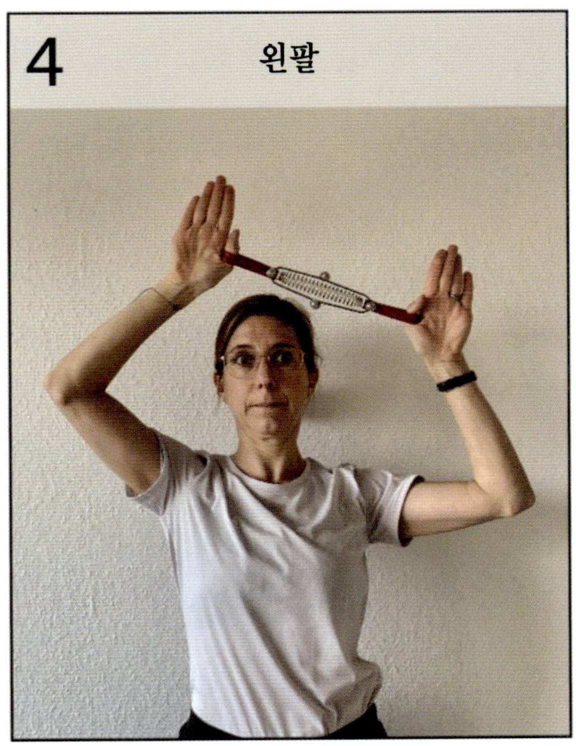
4
왼팔

팔 굽히고 머리 위에서 당기기(Abduction over head – arms bent) 2 / 2

5 풀어준다(시작 자세로)

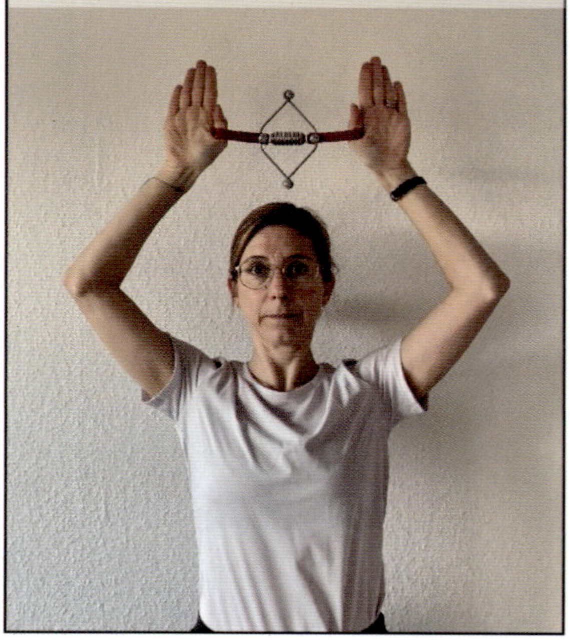

6 오른팔

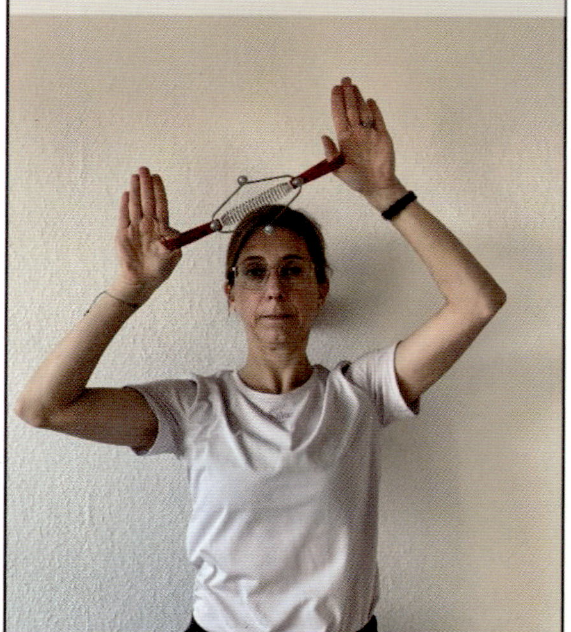

7 풀어준다(시작 자세로)

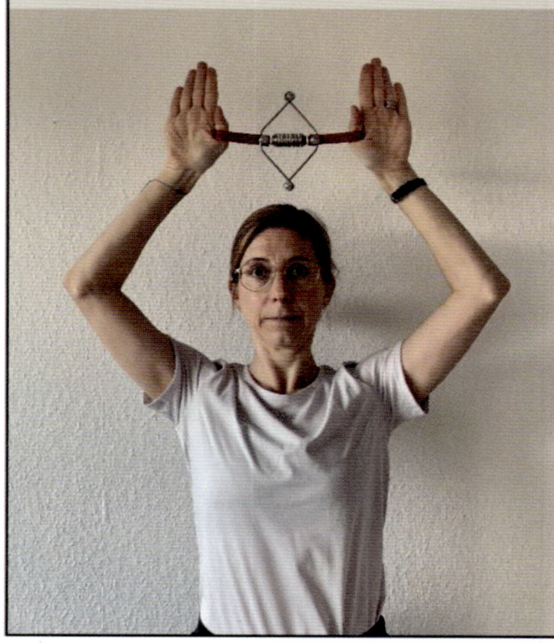

4.11.2 팔 펴고 머리 위에서 당기기(Abduction over head – straight arms)

원작자: 캐시 코리

반복 횟수: 3-7회

준비: 서거나 앉거나 무릎을 꿇는다. 엄지손가락에 토우 코렉터를 건다. 토우 코렉터로 얼마나 자세를 잘 잡느냐에 따라 운동의 성과도 달라진다. 다른 방법으로는 손을 펴고 손가락을 벌리거나 엄지손가락까지 평평하게 완전히 붙이는 것이다.

머리 위로 팔을 들거나 머리 앞으로 팔을 든다. 팔은 편다.

토우 코렉터 스프링을 당길 준비를 한다.

동작:

- 어깨뼈 아래 근육을 활성화하고 팔꿈치는 바깥 아래로 향하게 한다.
- 다시 편안한 자세로 돌아온다. 3-7회 반복한다.
  양팔이 바깥쪽으로, 아래쪽으로 얼마나 고르게 당겨지는지 관찰한다.
  어깨뼈 아래 근육이 활성화 되었는가? 어느 쪽 팔이 더 세게 당겨지는가?
  양 어깨는 같은 높이인가?
  관찰 결과에 따라 약한 쪽 부터 시작하고 다른 쪽 그리고 다시 약한 쪽을 운동한다.
  아래는 왼쪽이 약한 경우에 대한 예시이다.
- 예: 오른팔을 고정한다. 왼쪽 어깨뼈 아래 근육을 활성화 하여 왼쪽 팔꿈치를 바깥쪽으로 향하게 한다. 3-7회 반복한다.
- 예: 왼팔을 고정한다. 오른쪽 어깨뼈 아래 근육을 활성화 하여 오른쪽 팔꿈치를 바깥쪽으로 향하게 한다. 3-7회 반복한다.
- 예: 오른팔을 고정한다. 왼쪽 어깨뼈 아래 근육을 활성화 하여 왼쪽 팔꿈치를 바깥쪽으로 향하게 한다. 3-7회 반복한다.
- 마지막으로 양 쪽을 같이 수행해서 시험해 본다.

비틀기(twist) **변형**: 한쪽으로 당길 때, 팔을 바깥 아래쪽으로 향한 쪽의 갈비뼈 아래 몸통을 돌린다. 다른 팔은 안정화한다.

팔 펴고 머리 위에서 당기기(Abduction over head – straight arms)
1 / 2

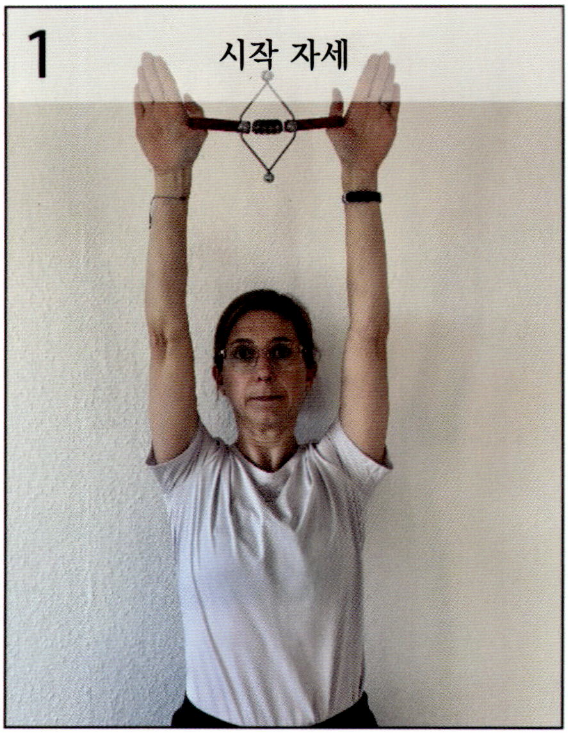

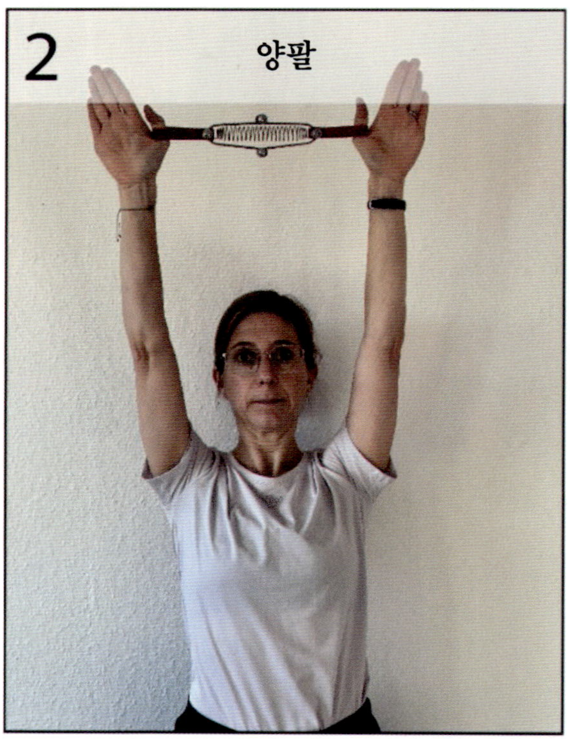

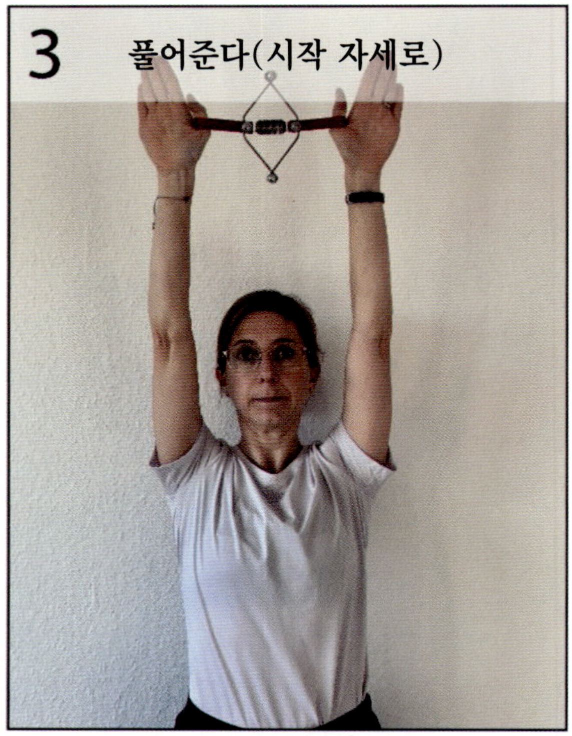

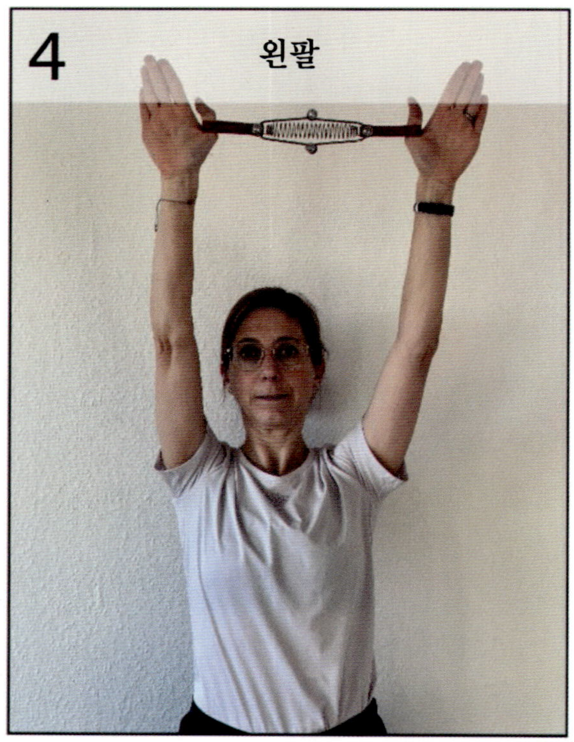

팔 펴고 머리 위에서 당기기(Abduction over head – straight arms)
2 / 2

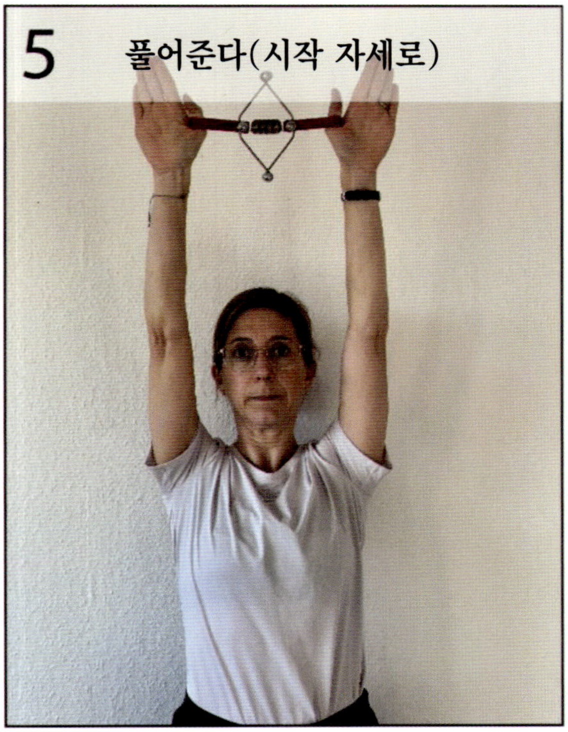
5
풀어준다(시작 자세로)

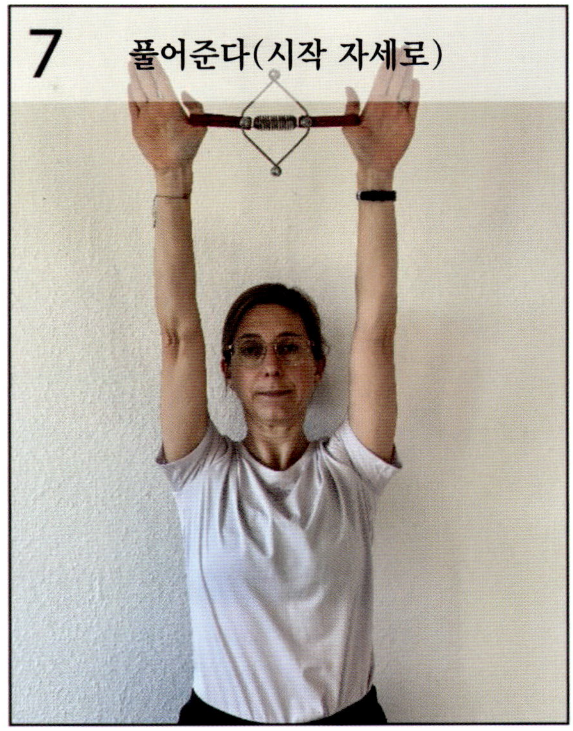
7
풀어준다(시작 자세로)

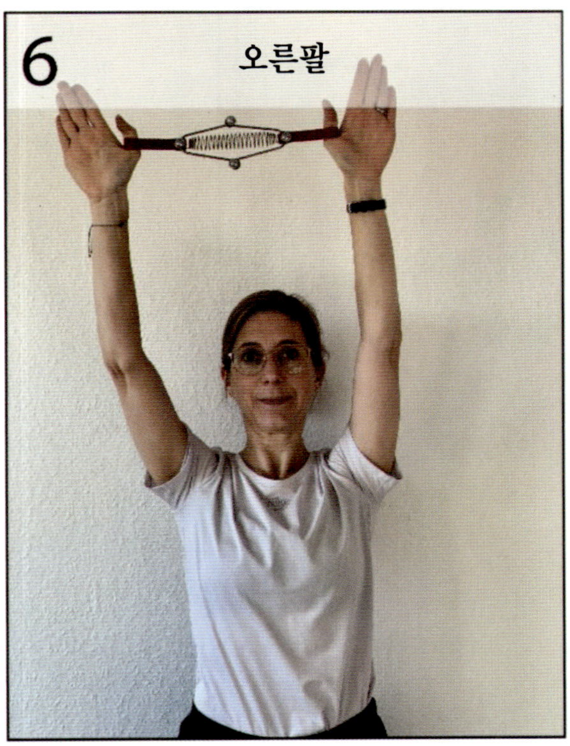
6
오른팔

4.11.3 몸 앞에서 당기기(Abduction in front of body)

원작자: 캐시 코리

반복 횟수: 3–7회

준비: 서거나 앉거나 무릎을 꿇는다. 엄지손가락에 토우 코렉터를 건다. 토우 코렉터로 얼마나 자세를 잘 잡느냐에 따라 운동의 성과도 달라진다. 다른 방법으로는 손을 펴고 손가락을 벌리거나 엄지손가락까지 평평하게 완전히 붙이는 것이다.

팔은 몸 앞쪽에서 어깨 바로 아래 둔다. 팔을 편다.

토우 코렉터 스프링을 당길 준비를 한다.

동작:

- 어깨뼈 아래 근육을 활성화하고 팔꿈치는 바깥 아래로 향하게 한다.
- 다시 편안한 자세로 돌아온다. 3–7회 반복한다.
  양팔이 바깥쪽으로, 아래쪽으로 얼마나 고르게 당겨지는지 관찰한다.
  어깨뼈 아래 근육이 활성화 되었는가?
  어느 쪽 팔이 더 세게 당겨지는가?
  양 어깨는 같은 높이인가?
  관찰 결과에 따라 약한 쪽 부터 시작하고 다른 쪽 그리고
  다시 약한 쪽을 운동한다. 아래는 왼쪽이 약한 경우에 대한 예시이다.
- 예: 오른팔을 고정한다. 왼쪽 어깨뼈 아래 근육을 활성화 하여 왼쪽 팔꿈치를 바깥쪽으로 향하게 한다. 3–7회 반복한다.
- 예: 왼팔을 고정한다. 오른쪽 어깨뼈 아래 근육을 활성화 하여 오른쪽 팔꿈치를 바깥쪽으로 향하게 한다. 3–7회 반복한다.
- 예: 오른팔을 고정한다. 왼쪽 어깨뼈 아래 근육을 활성화 하여 왼쪽 팔꿈치를 바깥쪽으로 향하게 한다. 3–7회 반복한다.
- 마지막으로, 양 쪽을 같이 수행해서 시험해 본다.

몸 앞에서 당기기(Abduction in front of body)
1 / 2

1 시작 자세

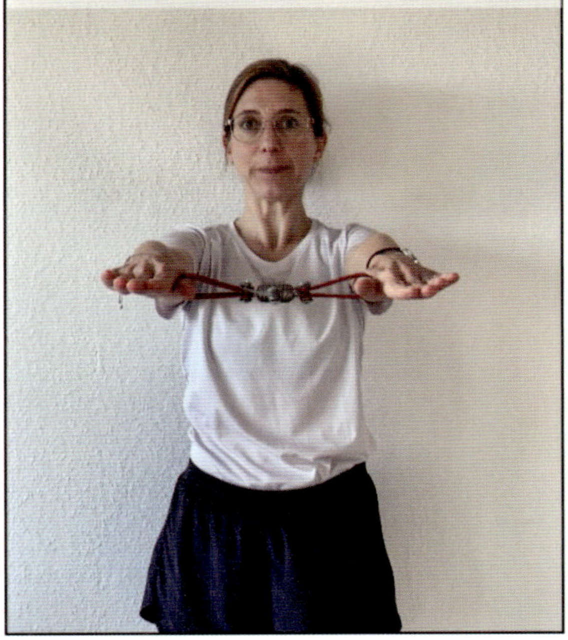

2 양팔

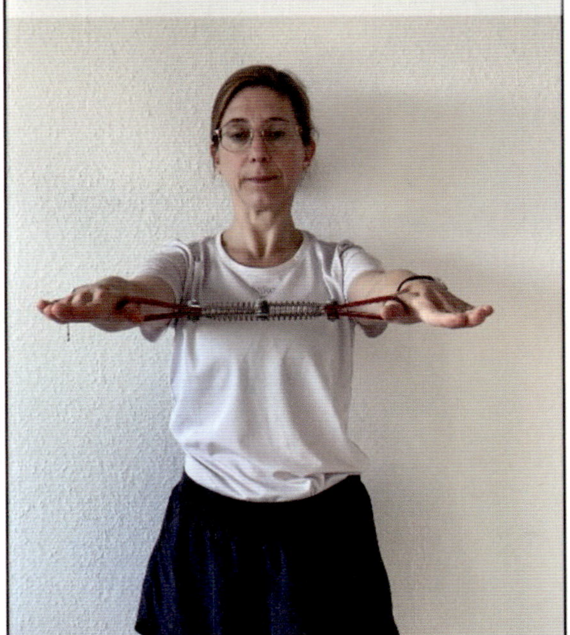

3 풀어준다(시작 자세로)

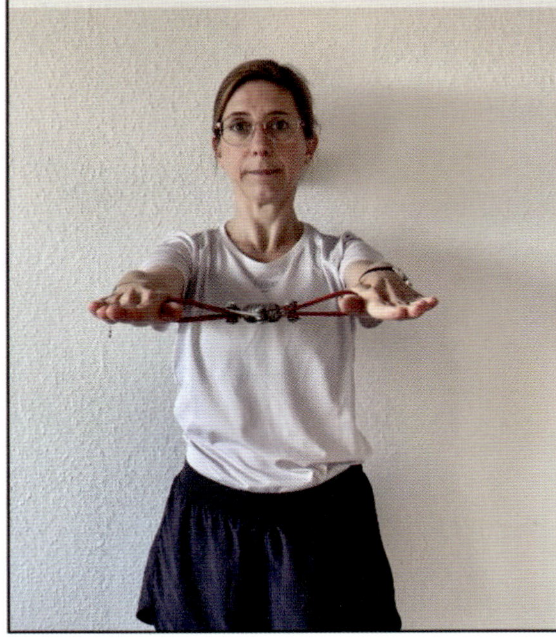

4 왼팔

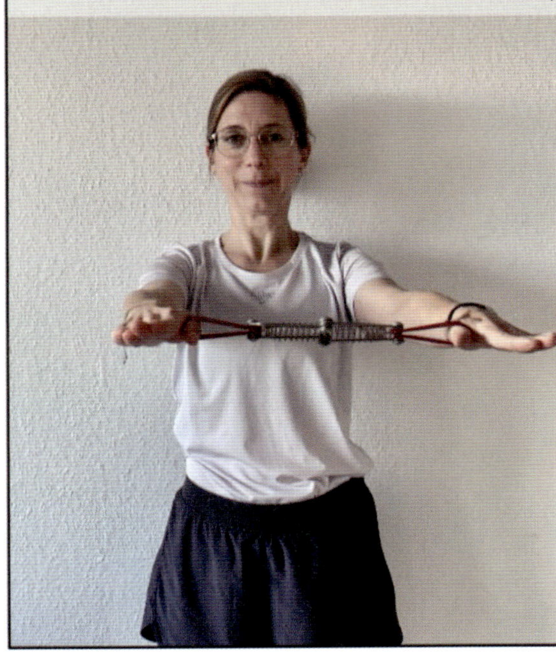

몸 앞에서 당기기(Abduction in front of body)
2 / 2

5 풀어준다(시작 자세로)

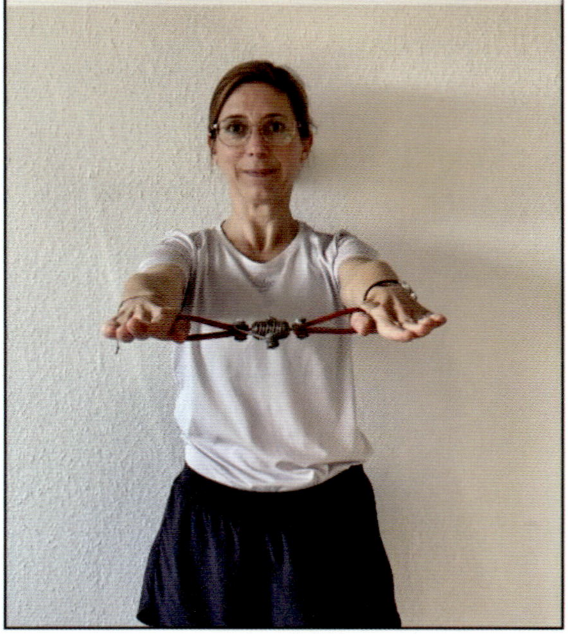

6 오른팔

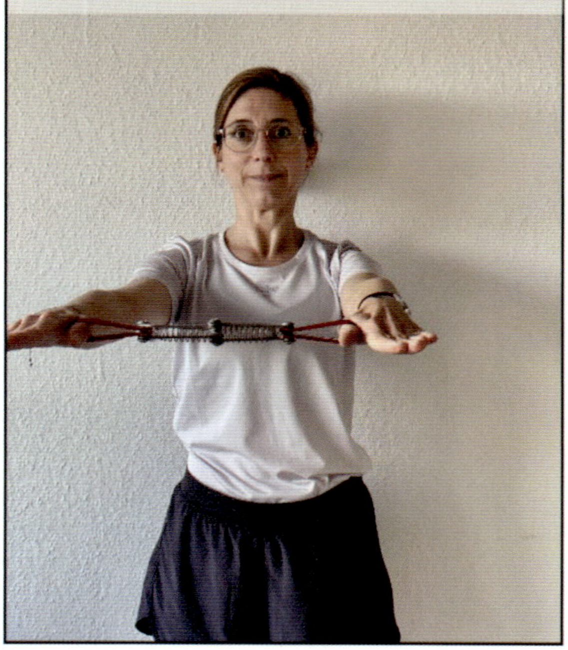

7 풀어준다(시작 자세로)

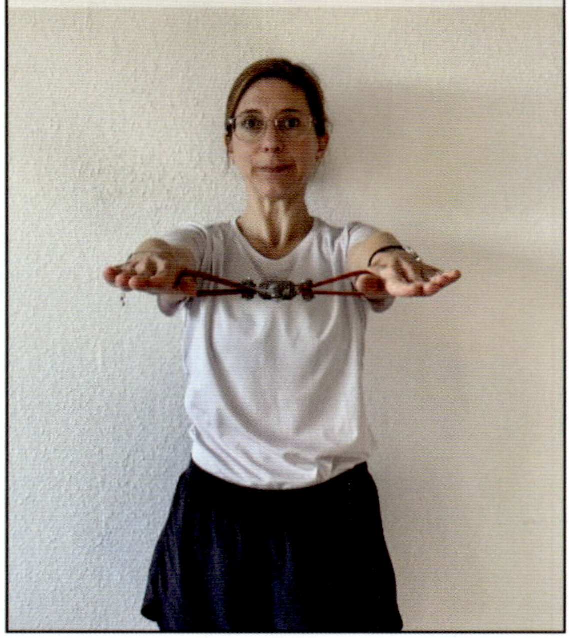

4.11.4 자동차 핸들(The Steering Wheel)

원작자: 캐시 코리

반복 횟수: 전체 원을 3–5회 반복

준비: 서거나 앉거나 무릎을 꿇는다. 엄지손가락에 토우 코렉터를 건다. 토우 코렉터로 얼마나 자세를 잘 잡느냐에 따라 운동의 성과도 달라진다. 다른 방법으로는 손을 펴고 손가락을 벌리거나 엄지손가락까지 평평하게 완전히 붙이는 것이다.

팔은 몸 앞쪽에서 어깨 바로 아래 둔다. 팔을 편다.

토우 코렉터 스프링을 당길 준비를 한다.

동작: 어깨뼈 아래 근육을 활성화하고 팔꿈치는 바깥 아래로 향하게 한다.
토우 코렉터를 당기면서 먼저 두 팔을 서로 마주대고 움직인다.
한 쪽 손이 내려갈 때 다른 손은 올라가면서 원을 이룬다.
토우 코렉터의 장력을 유지하면서 할 수 있는 한 빠르게 원을 만든다. 그리고 다른 방향으로 돌아간다.

가능한 손 자세는 다음과 같다:

- 손바닥이 아래를 향하게 한다.
- 손바닥이 중심을 향하게 한다.
- 손바닥이 계속 서로 마주보게 한다.
- 마지막 동작에서 양 손바닥이 같은 바깥쪽을 향하게 한다.

각각의 손 자세는 다른 어깨 뼈 근육을 사용하여 운동하게 한다.

손바닥이 아래를 향하게 원 만들기(The Ball – Palms pointing downwards)
1 / 4

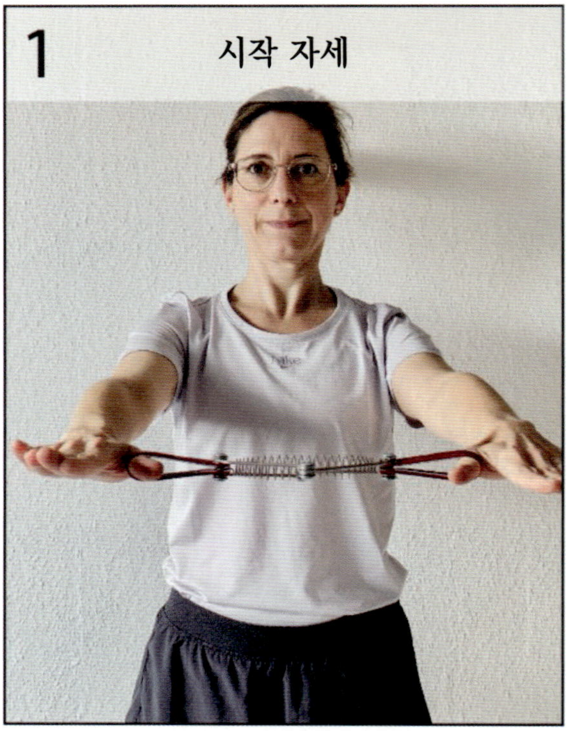

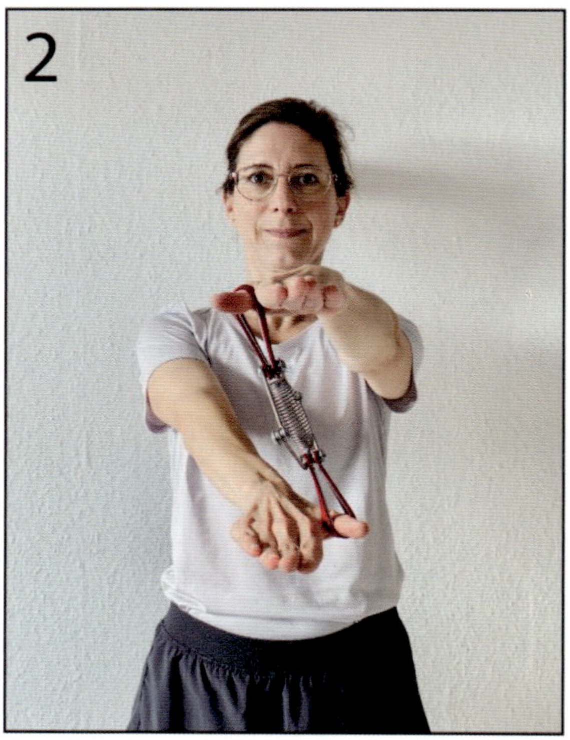

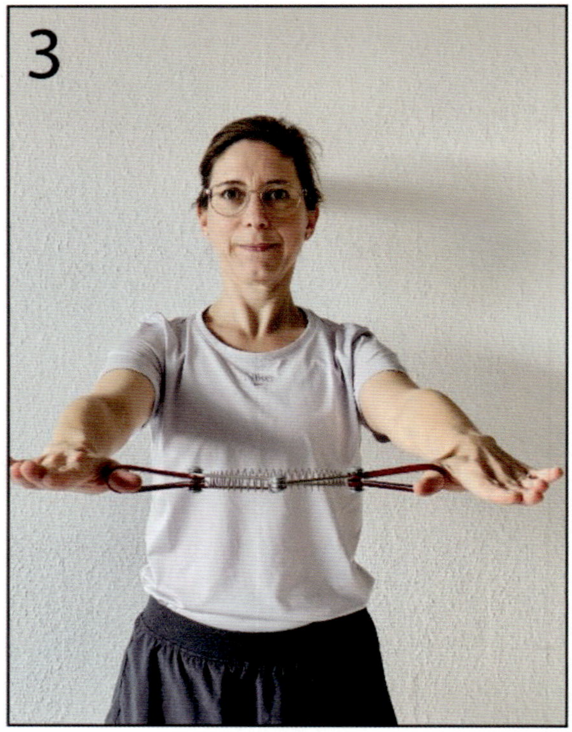

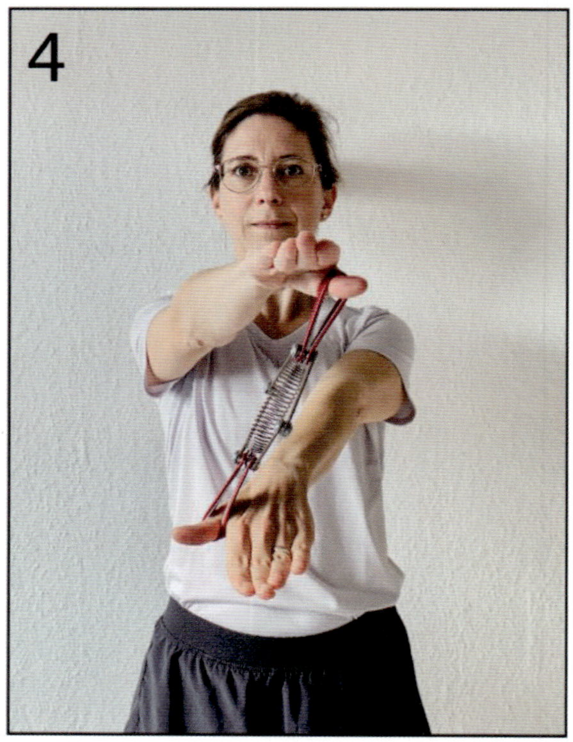

손바닥이 중심을 향하게 원 만들기(The Ball – Palms pointing to the center)
2 / 4

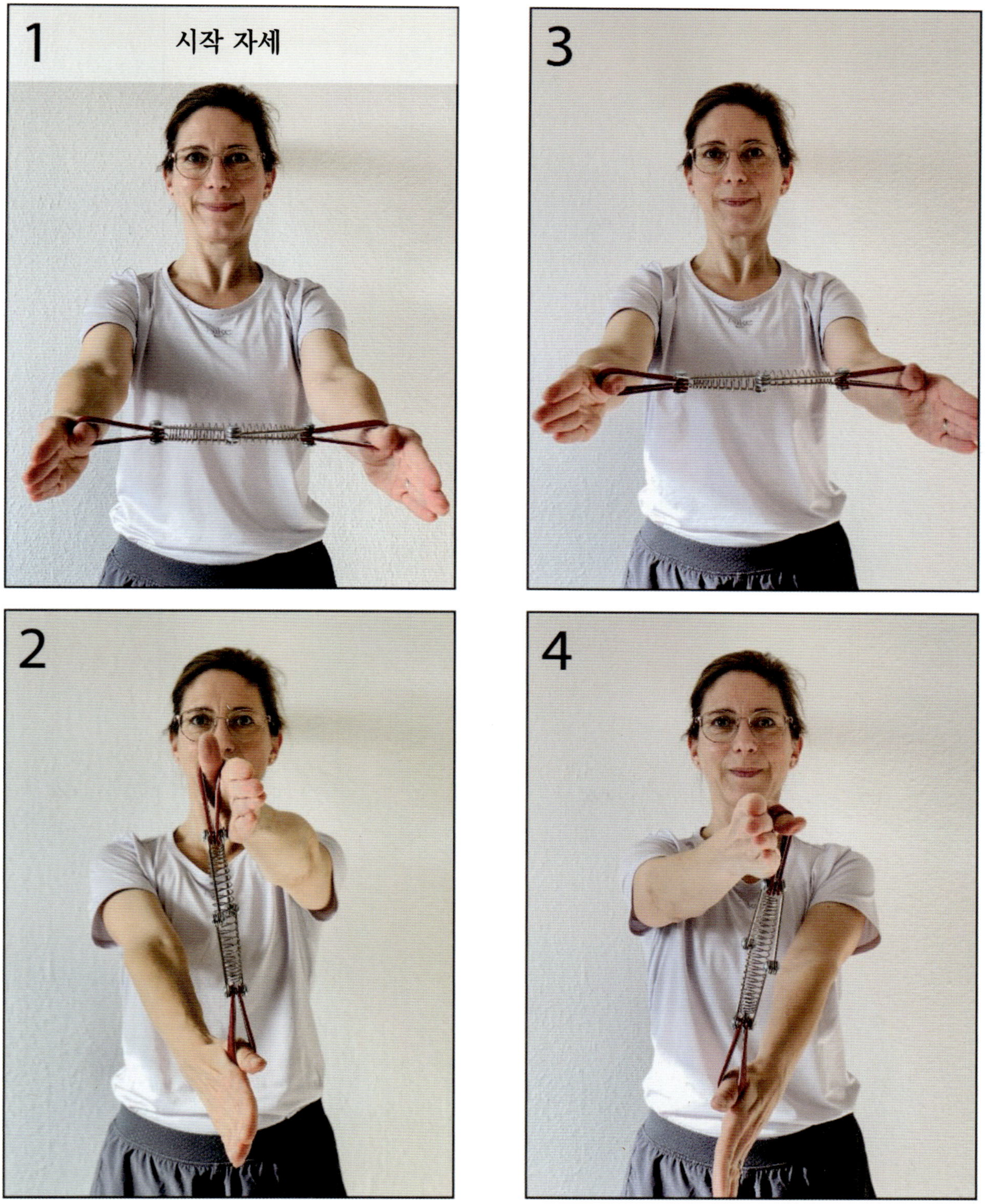

손바닥 마주보고 원 만들기(The Ball - Palms facing each other)

3 / 4

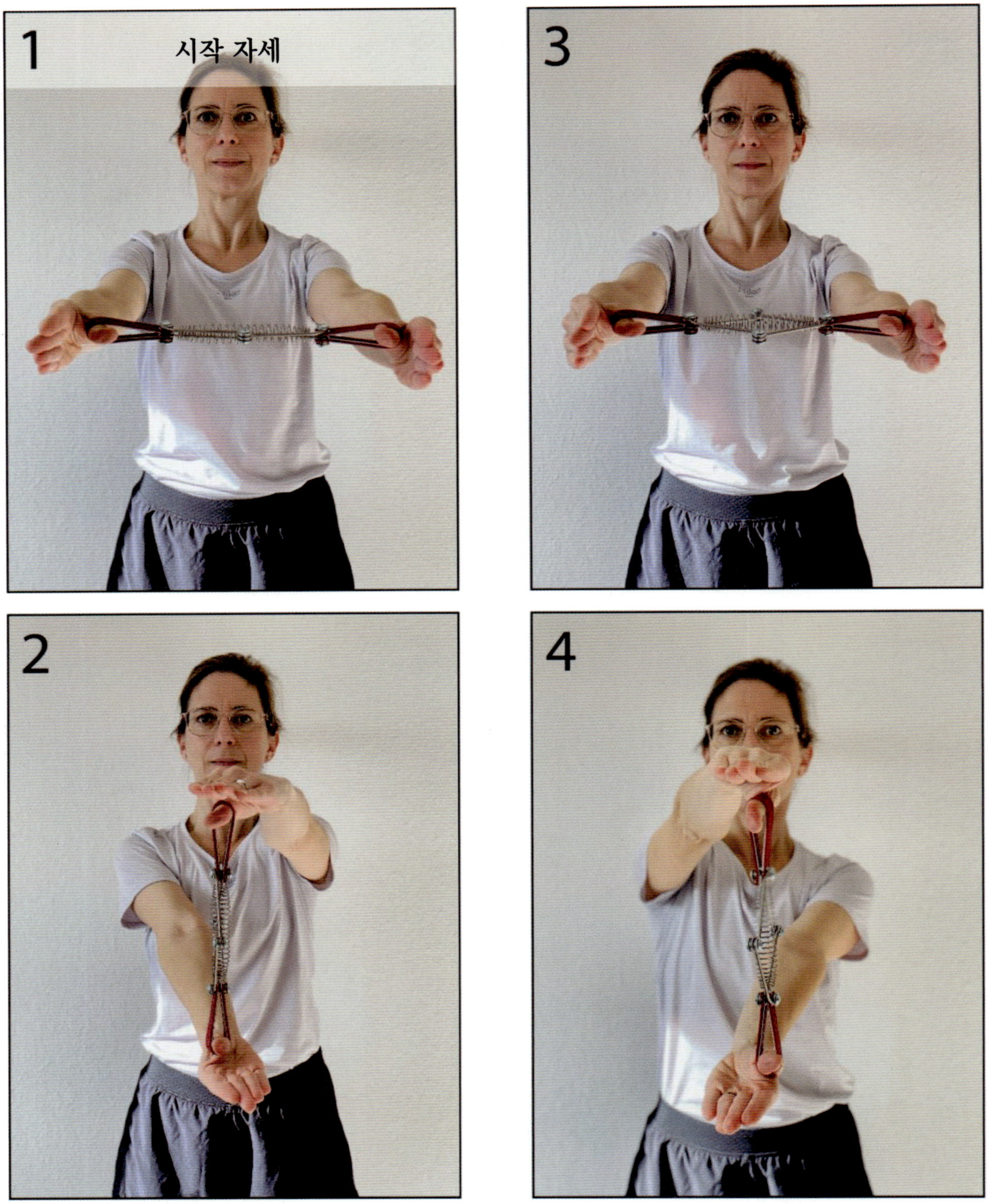

마지막 동작에서 양 손바닥이 같은 바깥쪽을 향하게 원 만들기
4 / 4

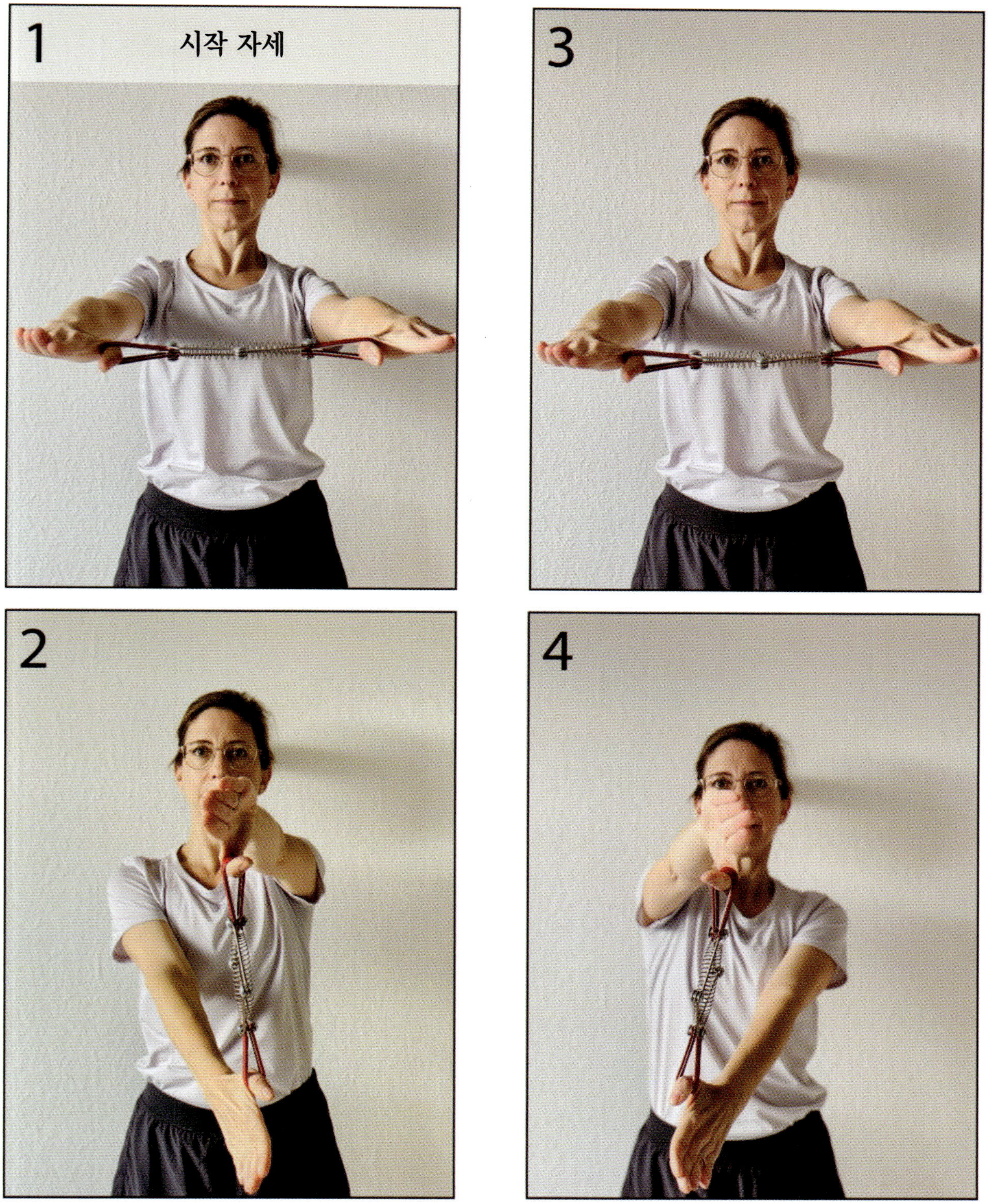

4.11.5 몸 뒤에서 당기기(Abduction behind body)

원작자: 캐시 코리

반복 횟수: 3–7회

준비: 서거나 앉거나 무릎을 꿇는다. 엄지손가락에 토우 코렉터를 건다. 토우 코렉터로 얼마나 자세를 잘 잡느냐에 따라 운동의 성과도 달라진다. 다른 방법으로는 손을 펴고 손가락을 벌리거나 엄지손가락까지 평평하게 완전히 붙이는 것이다.

토우 코렉터를 몸 뒤에 둔다. 팔을 편다.

토우 코렉터 스프링을 당길 준비를 한다.

동작:

- 머리나 몸통 자세는 바꾸지 않고 팔을 든다. 토우 코렉터 스프링은 당기지 않는다.
- 어깨뼈 아래 근육을 활성화 하고 팔을 바깥쪽으로 향하게 한다.
- 다시 시작 자세로 돌아온다. 3–7회 반복한다.
- 양팔이 바깥쪽으로 얼마나 고르게 당겨지는지 관찰한다.
  어깨뼈 아래 근육이 활성화 되었는가?
  어느 쪽 팔을 당기는게 더 어려운가?
  양 어깨의 높이는 동일한가?
  관찰 결과에 따라, 약한 쪽을 먼저 운동하고 다음에 다른 쪽 그리고
  다시 약한 쪽을 운동한다. 아래는 왼쪽이 약한 경우에 대한 예시이다.
- 예: 오른팔을 고정한다. 왼쪽 어깨뼈 아래 근육을 활성화하여 왼쪽 팔꿈치를 바깥쪽으로 향하게 한다. 3–7회 반복한다.
- 예: 왼팔을 고정한다. 오른쪽 어깨뼈 아래 근육을 활성화하여 오른쪽 팔꿈치를 바깥쪽으로 향하게 한다. 3–7회 반복한다.
- 예: 오른팔을 고정한다. 왼쪽 어깨뼈 아래 근육을 활성화하여 왼쪽 팔꿈치를 바깥쪽으로 향하게 한다. 3–7회 반복한다.
- 마지막으로 양 쪽을 같이 수행해서 시험해 본다.

몸 뒤에서 당기기(Abduction behind body)
1 / 2

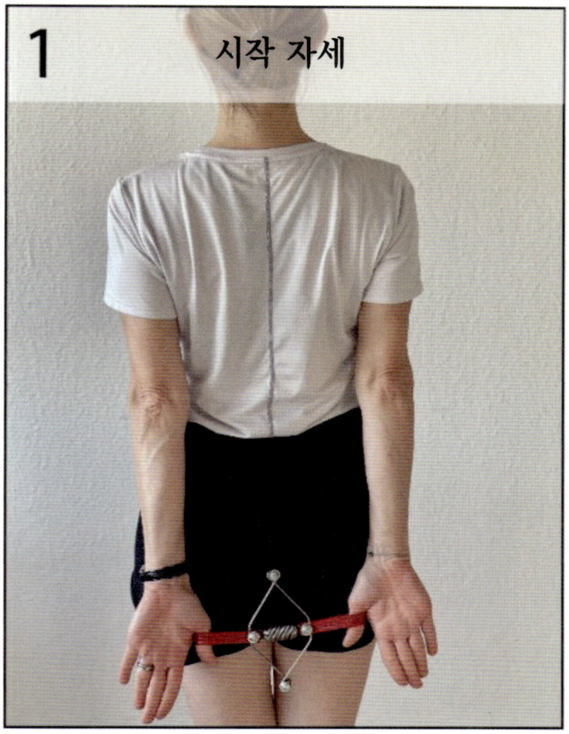
1 시작 자세

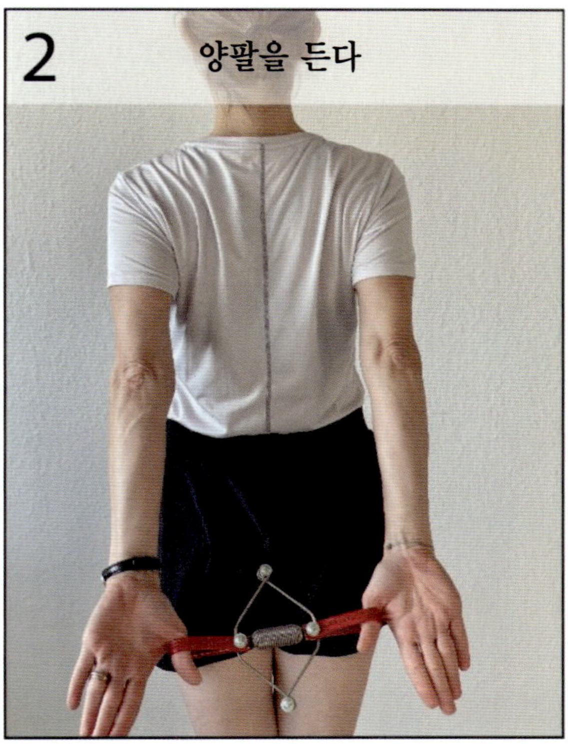
2 양팔을 든다

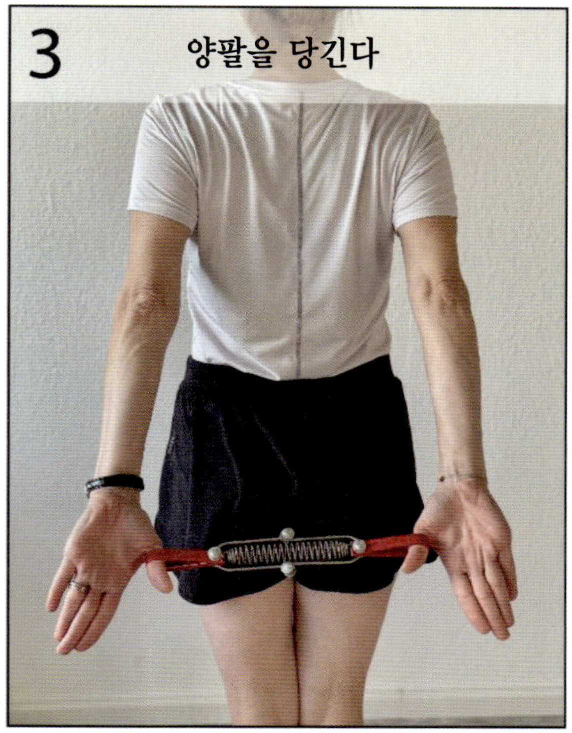
3 양팔을 당긴다

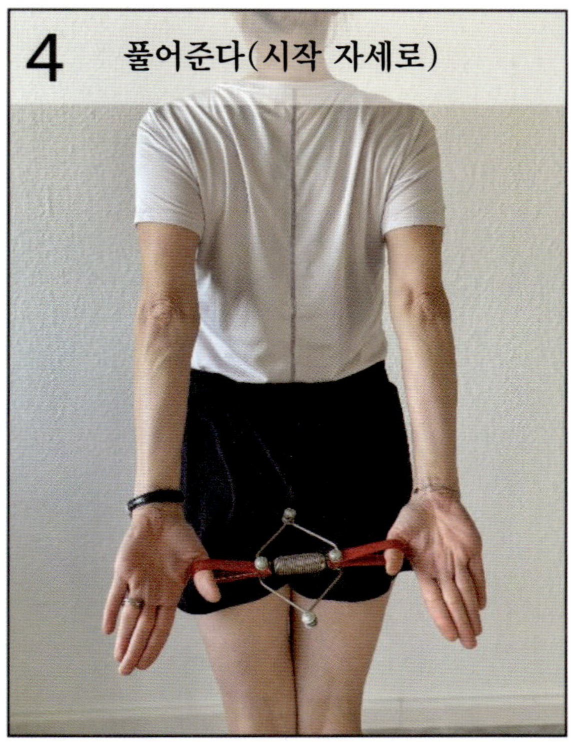
4 풀어준다(시작 자세로)

몸 뒤에서 당기기(Abduction behind body)
2 / 2

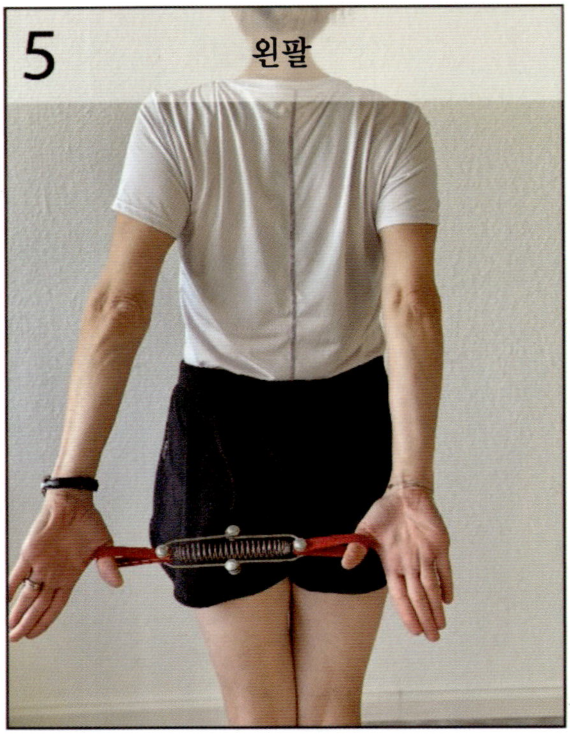

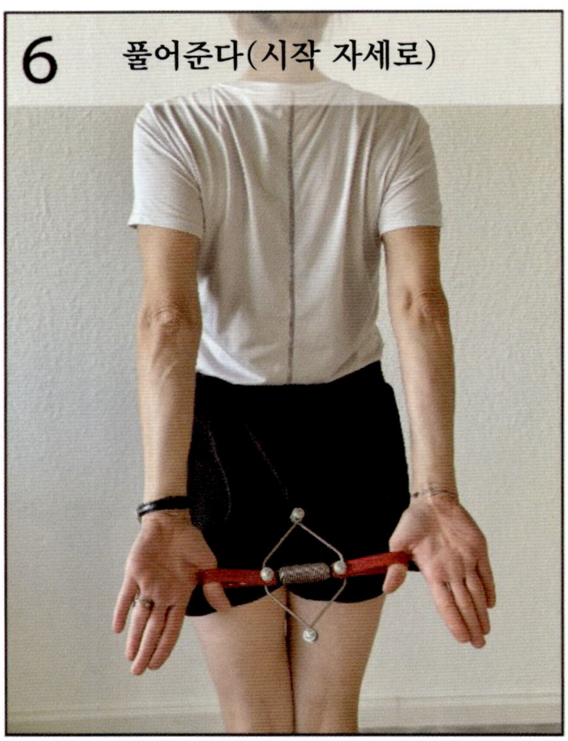

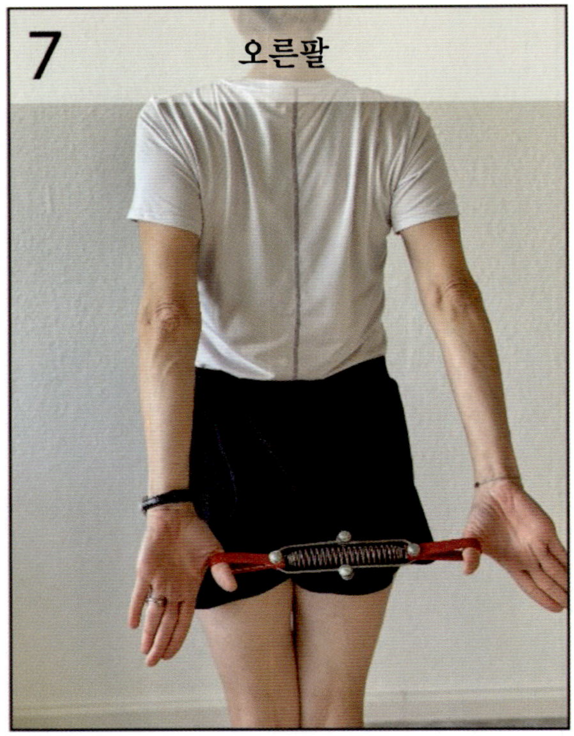

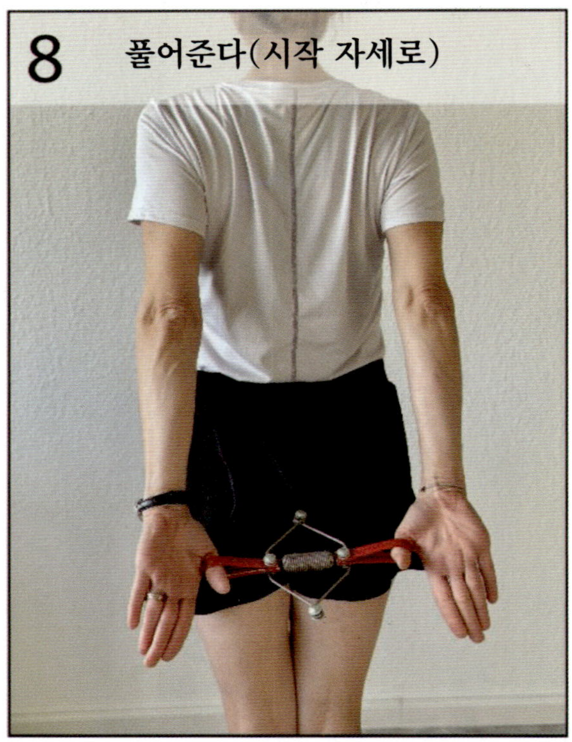

4.11.6 몸 뒤에서 당기고 등 펴기 (Abduction behind body and back in extension)

원작자: 캐시 코리

반복 횟수: 3–7회

준비: 서거나 앉거나 무릎을 꿇는다. 엄지손가락에 토우 코렉터를 건다. 토우 코렉터로 얼마나 자세를 잘 잡느냐에 따라 운동의 성과도 달라진다. 다른 방법으로는 손을 펴고 손가락을 벌리거나 엄지손가락까지 평평하게 완전히 붙이는 것이다.

토우 코렉터를 몸 뒤에 둔다. 팔을 편다.

토우 코렉터 스프링을 당길 준비를 한다.

동작:

- 머리나 몸통 자세는 바꾸지 않고 팔을 든다. 토우 코렉터 스프링은 당기지 않는다.
- 어깨뼈 아래 근육을 활성화 하고 팔을 바깥쪽으로 향하게 한다.
- 머리나 몸통 자세는 바꾸지 않고 팔을 든다. 토우 코렉터 스프링은 고르게 당겨진 상태이다.
- 팔을 다시 내려 복장뼈를 위로 가져온다.
  몸통은 제어된 등 확장 상태로 돌아온다.

몸 뒤에서 당기고 등 펴기(Abduction behind body and back in extension)
1 / 2

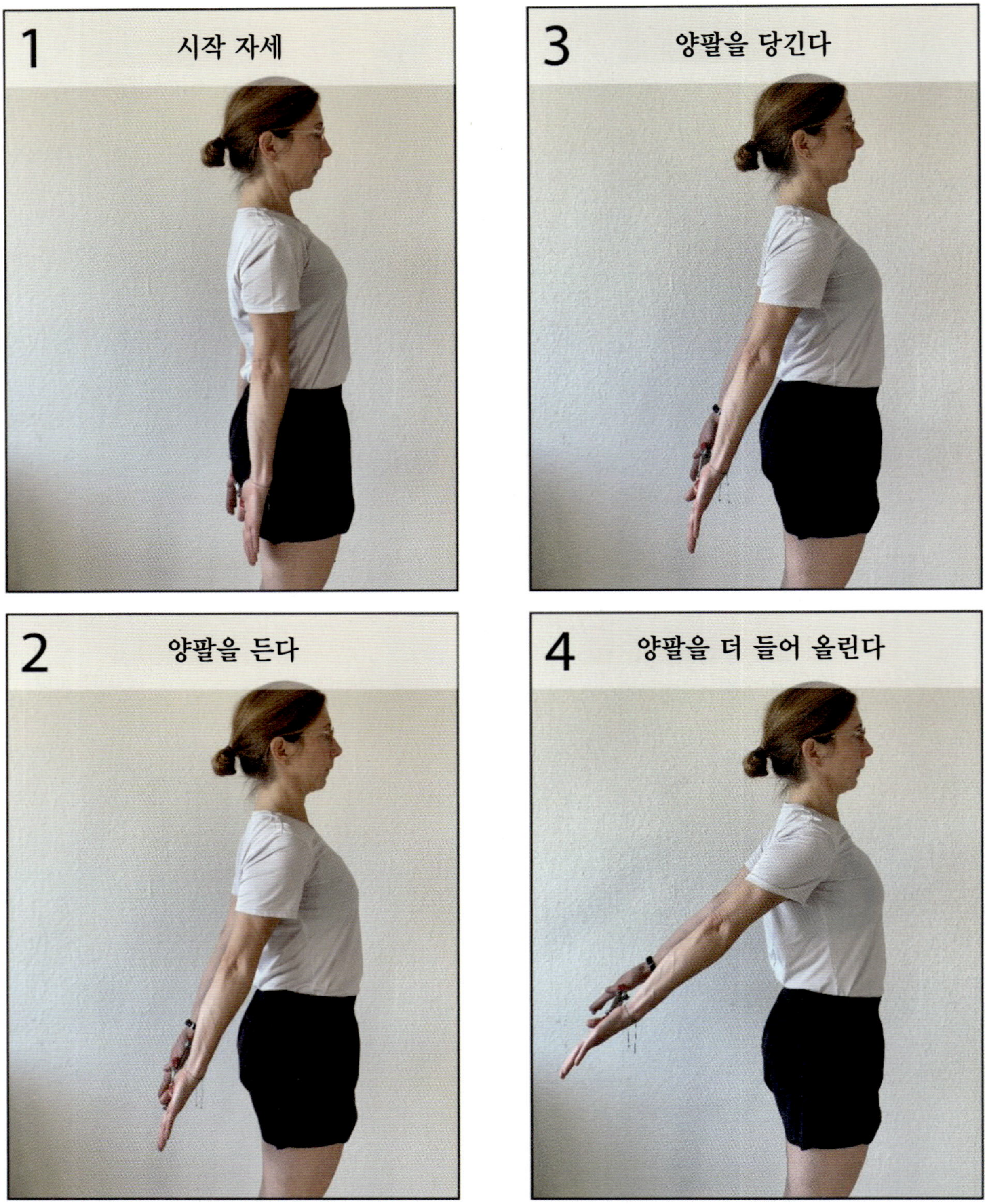

몸 뒤에서 당기고 등 펴기(Abduction behind body and back in extension)
2 / 2

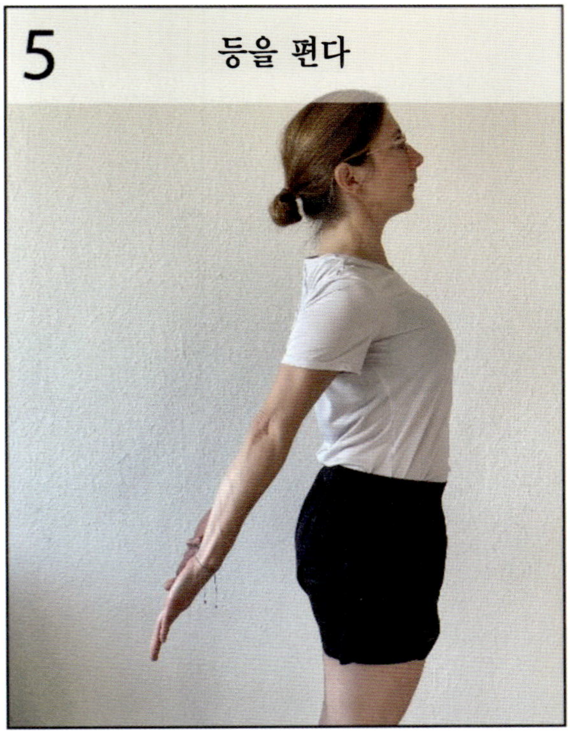

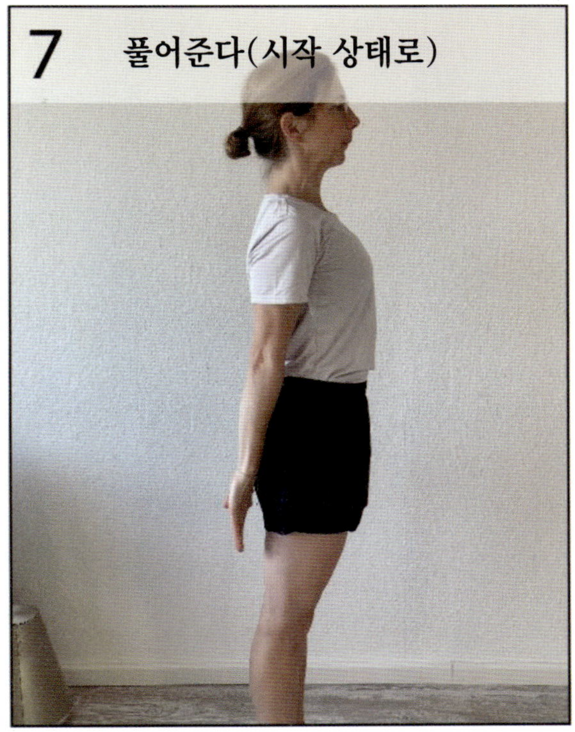

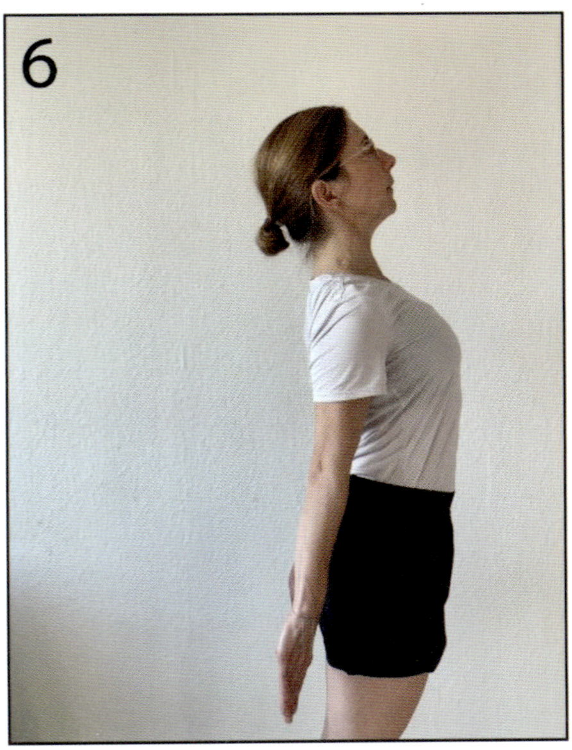

4.11.7 몸 뒤에서 당기고 몸 숙이기 (Abduction behind body and roll-down)

원작자: 캐시 코리

반복 횟수: 3–7회

준비: 서거나 앉거나 무릎을 꿇는다. 엄지손가락에 토우 코렉터를 건다. 토우 코렉터로 얼마나 자세를 잘 잡느냐에 따라 운동의 성과도 달라진다. 다른 방법으로는 손을 펴고 손가락을 벌리거나 엄지손가락까지 평평하게 완전히 붙이는 것이다.

토우 코렉터를 몸 뒤에 둔다. 팔을 편다.

토우 코렉터 스프링을 당길 준비를 한다.

동작:

- 머리나 몸통 자세는 바꾸지 않고 팔을 든다. 토우 코렉터 스프링은 당기지 않는다.
- 어깨뼈 아래 근육을 활성화 하고 팔을 바깥쪽으로 향하게 한다.
- 머리나 몸통 자세는 바꾸지 않고 팔을 든다. 토우 코렉터 스프링은 고르게 당겨진 상태이다.
- 팔을 몸 뒤로 더 당기면서 몸을 앞으로 숙인다.
- 몸을 둥글게 하고 팔은 천장을 향한 자세를 유지한다.
- 몸을 다시 곧게 세우면 복장뼈가 위쪽을 향하게 한다. 몸통은 등을 펴서 제어된 자세를 취한다.
- 팔을 내리면서 장력을 유지한다.

몸 뒤에서 당기고 몸 숙이기(Abduction behind body and roll-down)
1 / 3

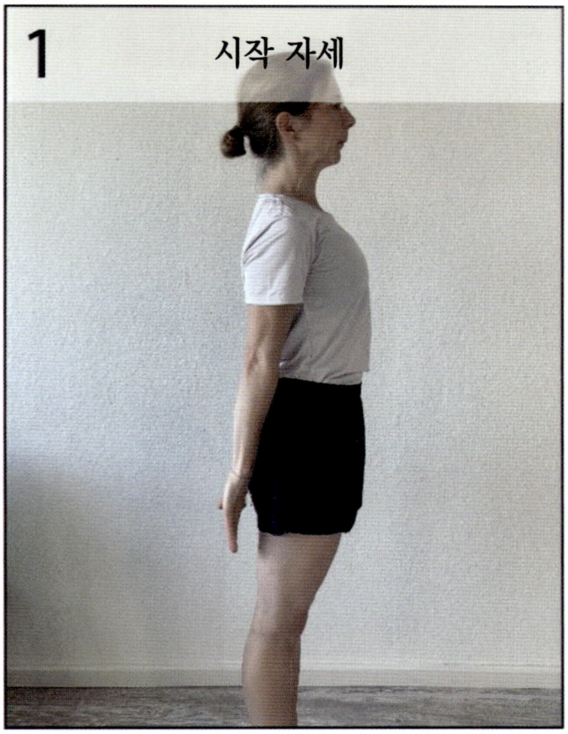
1
시작 자세

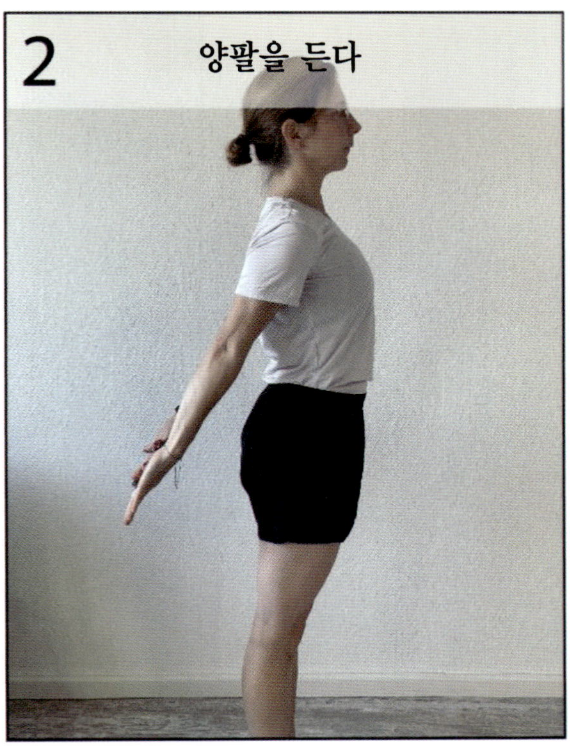
2
양팔을 든다

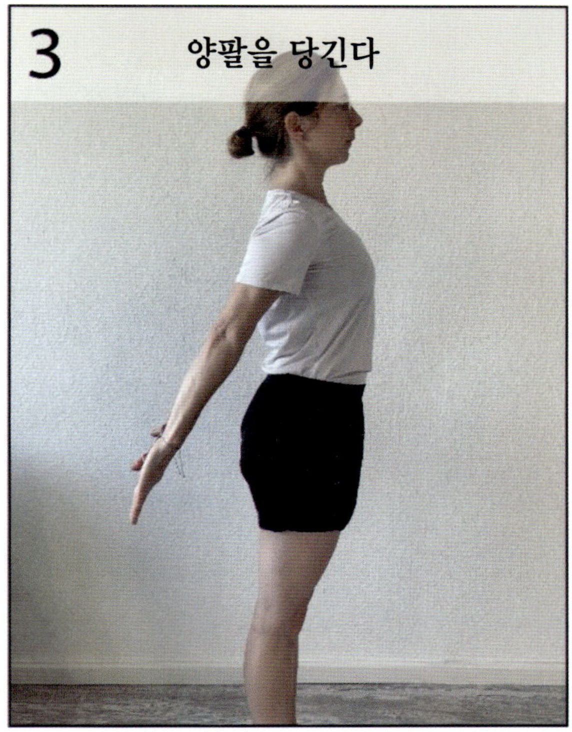
3
양팔을 당긴다

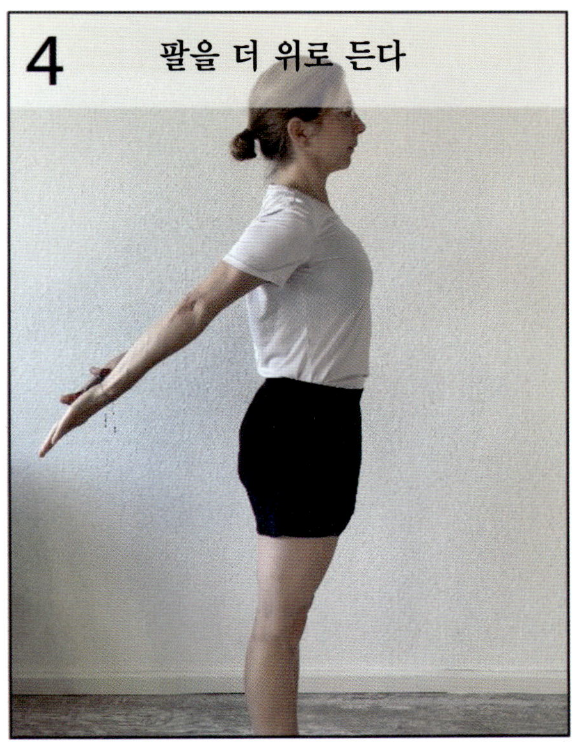
4
팔을 더 위로 든다

몸 뒤에서 당기고 몸 숙이기(Abduction behind body and roll-down)
2 / 3

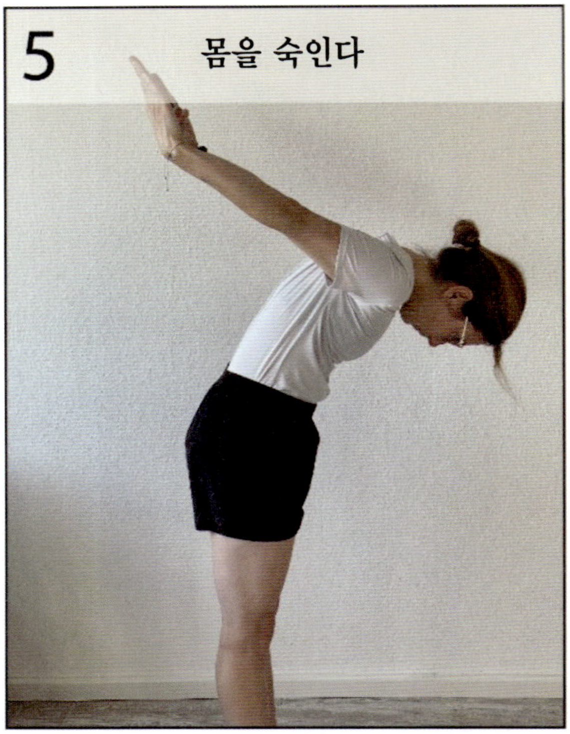

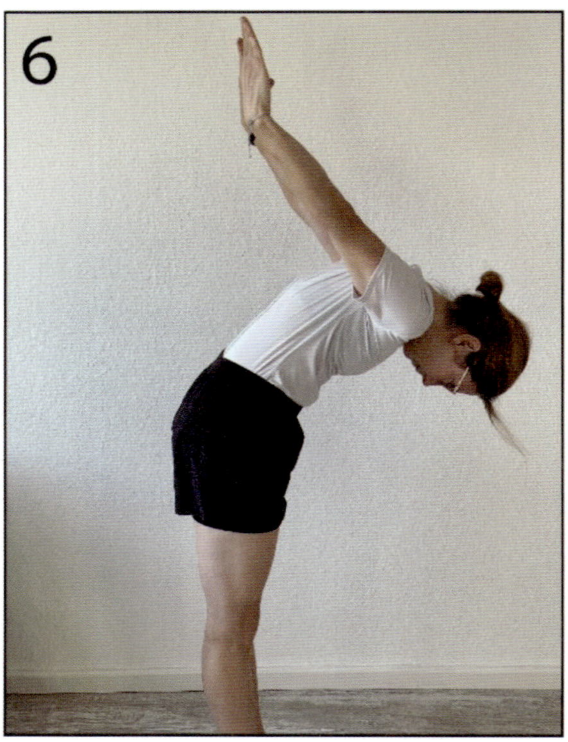

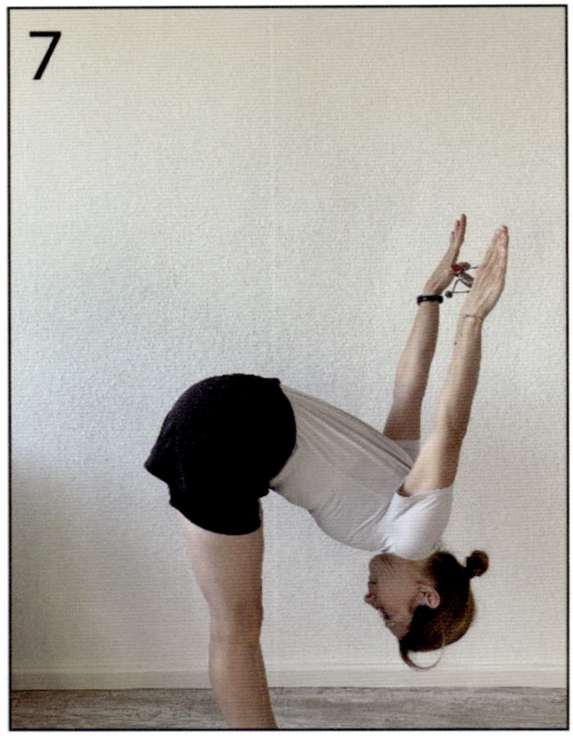

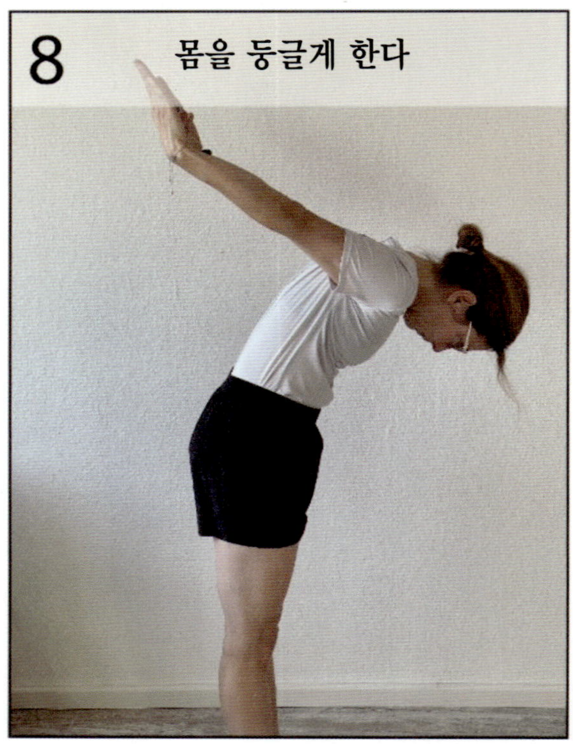

몸 뒤에서 당기고 몸 숙이기(Abduction behind body and roll-down)
3 / 3

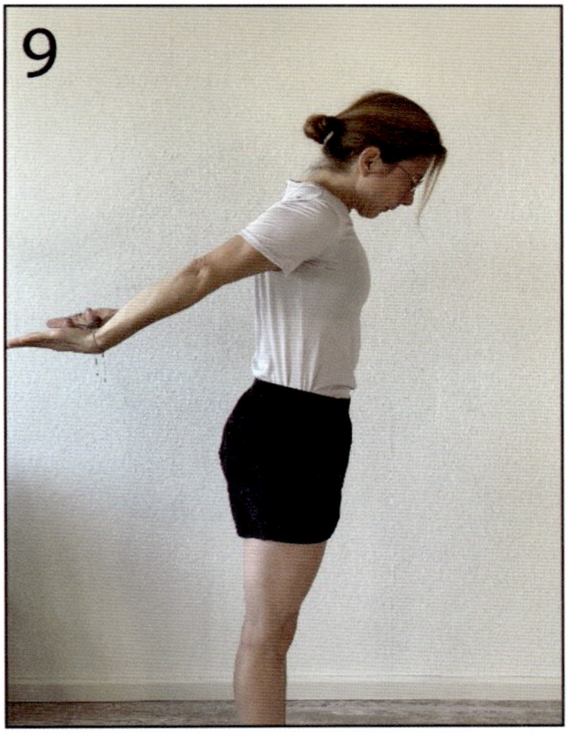

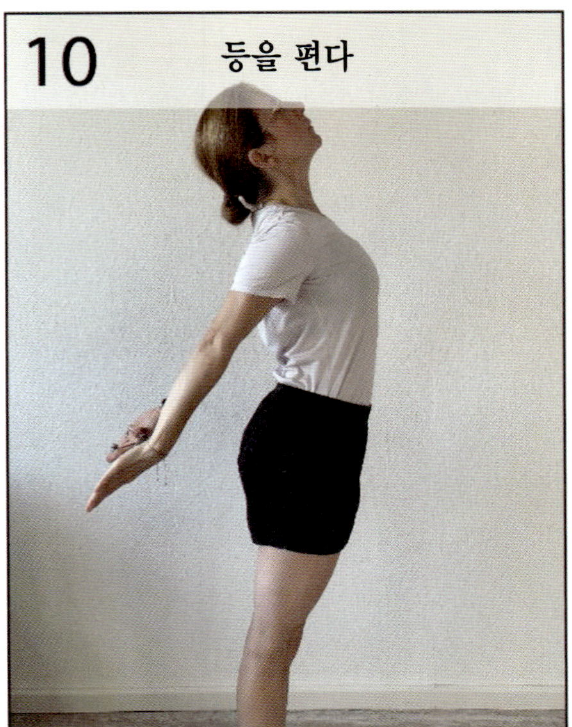

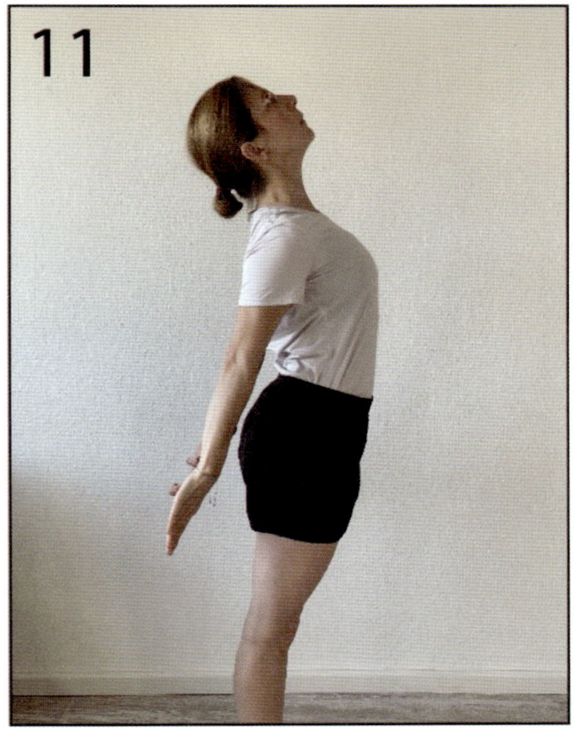

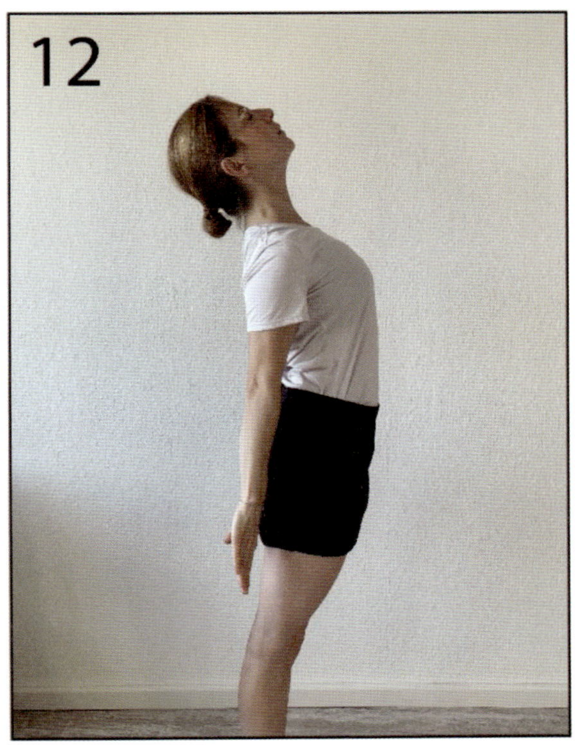

4.11.8 어깨 뼈 사이에서 하는 토우 코렉터 동작 (Toe Corrector between shoulder blades)

원작자: 수스 윌름스

반복 횟수: 3–7회

준비: 서거나 앉거나 무릎을 꿇는다. 엄지손가락에 토우 코렉터를 건다. 토우 코렉터로 얼마나 자세를 잘 잡느냐에 따라 운동의 성과도 달라진다. 다른 방법으로는 손을 펴고 손가락을 벌리거나 엄지손가락까지 평평하게 완전히 붙이는 것이다.

토우 코렉터는 어깨뼈 사이에 둔다.

한쪽 손으로는 위에서 토우 코렉터 고리를 잡고 다른 손은 아래를 잡는다.

토우 코렉터 스프링을 당길 준비를 한다.

동작:

- 손을 양쪽으로 당긴다. 위팔은 올리고 아래 팔은 내린다.
- 다시 시작 자세로 돌아온다. 3–7회 반복 후 위 아래 팔을 바꾼다.
- 같은 자세에서, 먼저 위의 팔만 당긴다. 아래 팔은 움직이지 않는다.
- 같은 자세에서, 먼저 아래 팔만 당긴다. 위 팔은 움직이지 않는다.
- 양팔로 각 자세가 동일하게 수행되는지 관찰한다.
  양 손이 얼마나 고르게 당겨지는가?
  어떤 자세에서 어떤 팔이 더 강하게 당겨지는가?
  관찰 결과에 따라, 약한 팔을 훈련하고 스트레칭하거나
  덜 유연한 자세로 운동한다.
  이 운동은 난이도가 높으므로 동작을 수행할 때 주의하여야 한다.

어깨 뼈 사이에서 하는 토우 코렉터 동작(Toe Corrector between shoulder blades)
1 / 2

1 시작 자세

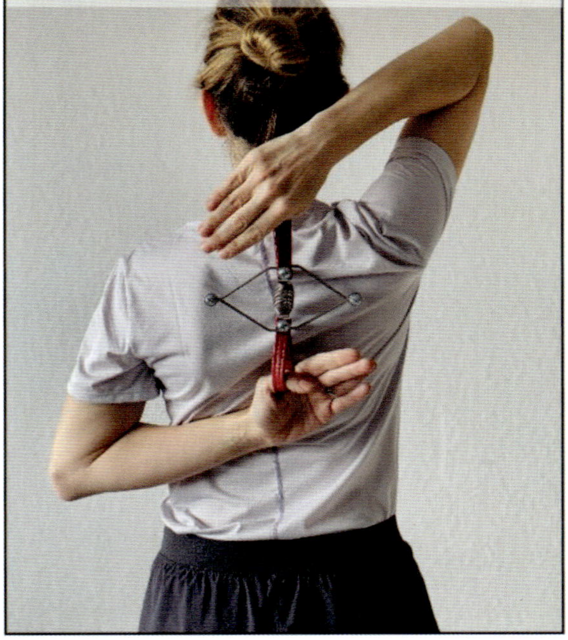

2 양팔

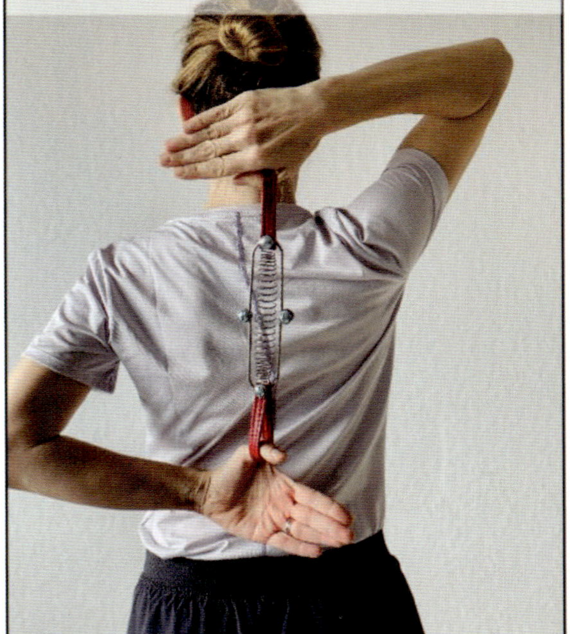

3 풀어준다(시작 자세로)

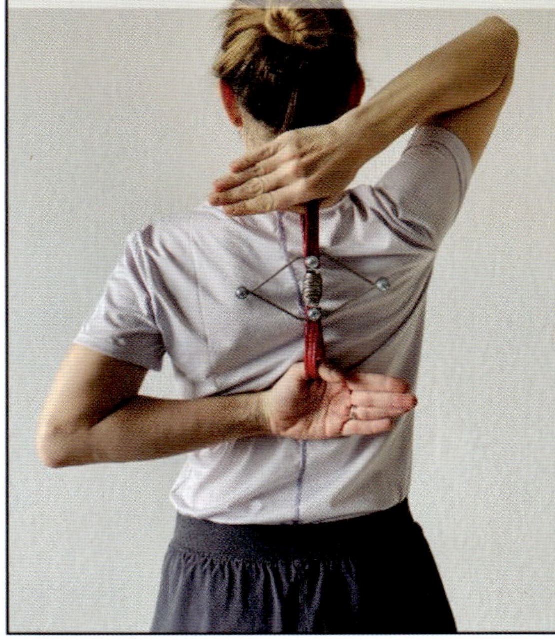

4 위쪽 팔

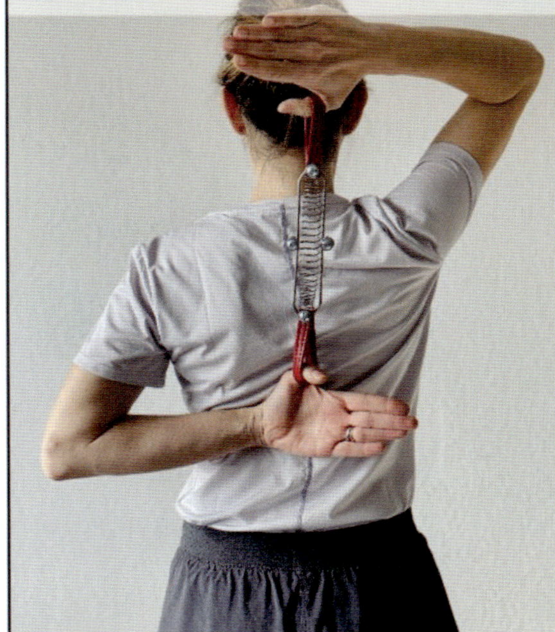

어깨 뼈 사이에서 하는 토우 코렉터 동작(Toe Corrector between shoulder blades)
2 / 2

5 풀어준다(시작 자세로)

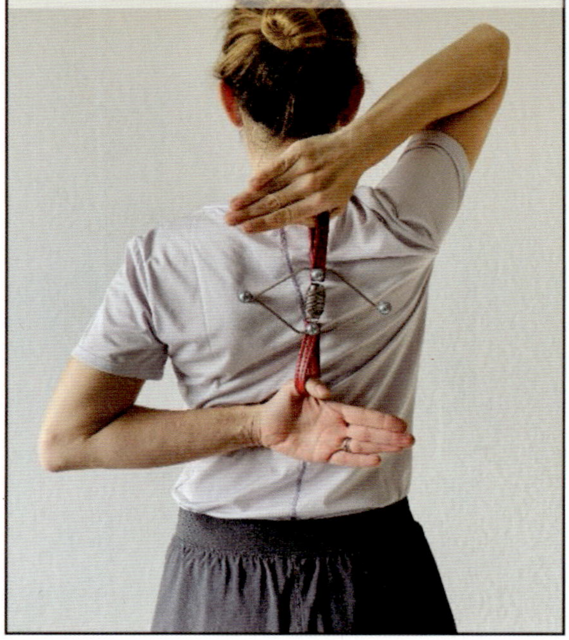

6 아래쪽 팔

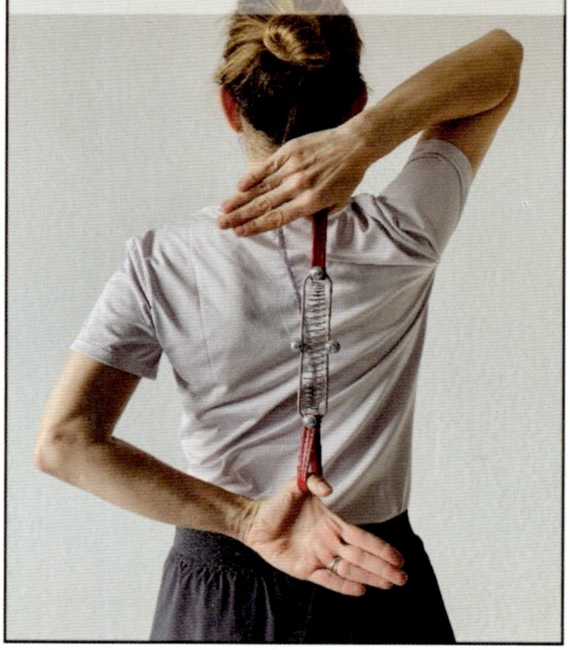

7 풀어준다(시작 자세로)

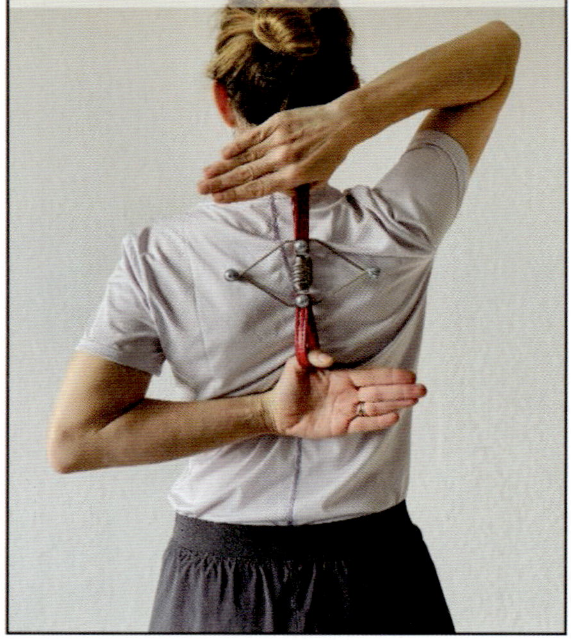

5 결론

조셉 필라테스 운동의 천재성은 늘 우리를 놀라게 한다. 풋 코렉터나 토우 코렉터 같은 작은 장비만으로 놀랍고 다양한 운동을 할 수 있다. 장비가 아주 작고 운동이 쉬워보이지만 때때로 매우 힘든 경우도 있다.

여기에서 소개한 운동들은 계속되는 필라테스 동작 개발의 아주 작은 부분이다. 조와 클라라, 그리고 여러 강사들의 업적을 기리면서 이 멋진 방법을 계속 탐구하고 창의성을 유지할 수 있도록 도와주기를 진심으로 바란다.

6 저자 소개

6.1 캐시 코리(Kathy Corey)

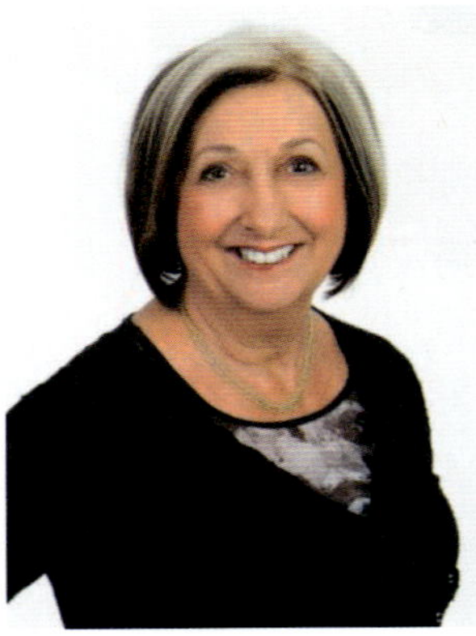

캐시 코리는 우리 시대의 가장 저명한 마스터 강사 중 한 사람이다.

그녀는 1979년 론 플레처를 통해 필라테스를 처음 배웠다. 코리는 일주일에 3일씩 론과 함께 4시간씩 일대일 지도를 받으며 매우 강도 높은 훈련을 받았다. 시간이 지나면서 그녀는 론 플레처의 가르침과 워크샵을 조직하는 등 론 플레처의 조교가 되었다.

1983년에는 로스엔젤레스 타임즈에 기사를 쓰기 시작했고, 매주 '신체 훈련 Body Lessons'이라는 칼럼을 연재했다.

1980년도부터 캐시 코리는 마스터 강사인 로마나 크리자노브스카와 캐시 그랜트를 만나 그들의 작업을 관찰하며 개인 교습, 워크샵 등의 일을 함께 하게 된다.

1991년 캐시 코리는 미셸 라슨, 이브 젠트리와 함께 조안 브레이바트가 설립한 필라테스 방법 연구소 Institute for the Pilates Method 의 홍보 담당자가 되었다. 이는 최초의 필라테스 인증 프로그램 중 하나였다. 연구소에서 일하면서 브루스 킹과 카롤라 티어 같은 1세대 강사들을 모두 만날 수 있었고, 그들로부터 필라테스 방법에 대해 소개받을 수 있었다.

캐시 코리 필라테스의 대표이며 주로 미국에서 제공되는 '캐시 코리 필라테스 인증' 프로그램을 개발했다. 2004년에는 전 세계 많은 필라테스 스튜디오에서 사용되는 혁신적인 코어 밴드™를 개발했다.

그녀는 브라질 상파울로 대학 교수이다. 이 대학은 브라질에서 필라테스 석사 과정을 제공하는 최초의 대학으로 브라질 연방 교육정부를 통해 인가를 받았다.

그녀는 필라테스계에서 늘 "뛰어난 강사"로 여겨진다.

2013년에는 뛰어난 성과와 필라테스 성장에 기여한 공로를 인정받아 아시아 최초로 필라테스협회로부터 감사패를 받았다. 2014년에는 필라테스 국제 교육 위원회의 아시아 필라테스 국제 교육 위원회 회장으로 임명되었다.

2015년 캐시 코리 마스터 강사는 세계에서 가장 권위 있는 국제 필라테스 대회로 알려진 조셉 필라테스의 고향인 독일 뮌헨글라트바흐에서 열린 국제 필라테스 유산 회의 Pilates Heritage Congress 회장 겸 이사로 선임되는 영예를 안았다.

캐시 코리는 세계필라테스연맹의 회장직을 수락했다. 세계필라테스연맹은 모든 국가, 모든 학교, 모든 세대의 필라테스 방법을 포용하고 지원하기 위해 유럽에 기반을 둔 필라테스 단체이다.

6.2 라이너 그루텐후이스(Reiner Grootenhuis)

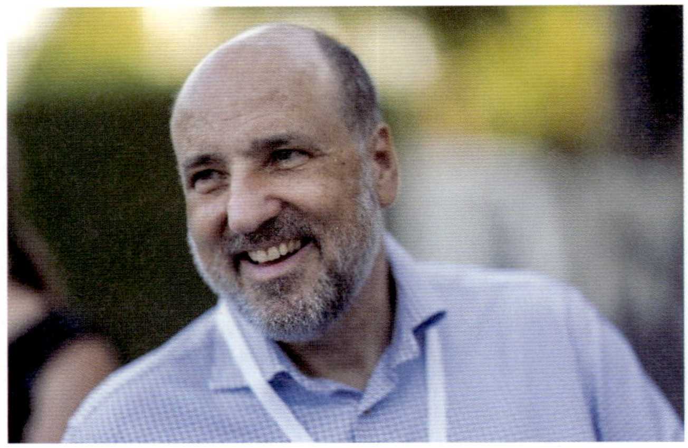

라이너는 심리학을 공부하면서 전문 경력을 쌓기 시작했고, 동시에 남소림 수도원의 무술이자 치유 예술인 영춘권을 공부했다. 심리학 석사 학위를 마친 후 그는 처음으로 영춘권 쿵푸 스쿨을 열었다. 하지만 곧 심리학 학위에 대한 투자를 더 잘 활용해야겠다고 생각한 그는 1년 만에 학원을 매각하고 PR, 시장 조사 및 마케팅 분야에서 오랫동안 성공적인 기업 커리어를 쌓으며 파트타임으로 MBA를 취득하는 동시에 무술의 세계와 연결루프를 유지했다.

결혼하여 두 아이를 낳은 후로 운동 분야로 돌아가고 싶다는 열망은 더욱 강해졌다. 그가 필라테스에 대해 처음 알게 된 것은 2000년대 초반이었고 필라테스의 강렬함에 사로잡힌 것도 그때였다. 라이너는 필라테스 방법과 역사에 대해 찾을 수 있는 모든 것을 찾아 필라테스 매트 및 기구 트레이너 교육을 이수했다. 트레이닝 기관인 바디 아트 앤 사이언스 인터내셔널에서 매트 및 장비 필라테스 트레이너 교육을 이수했다.

라이너는 가능한 한 많은 헌신적인 선생님들과 지식을 심화하고 교환하고자 하는 열망으로 2011년에 페이스북에 12,000명 이상의 필라테스 강사가 참여하는 온라인 포럼인 필라테스-컨트롤로지-포럼 pilates-contrology-forum을 설립했다. 또한 커뮤니티 서비스로 1만 8천 명 이상의 회원을 보유한 대규모 중고 필라테스 장비 마켓인 필라테스-컨트롤로지-마켓플레이스 pilates-contrology-marketplace를 운영하고 있다.

2012년, 라이너는 도약의 발판을 마련하여 조셉 필라테스의 고향인 독일 뮌헨글라트바흐에서 불과 25km 떨어진 토니스보르스트(Toenisvorst)에 필라테스 파워 스튜디오를 오픈했다. 그는 지속적으로 공간을 확장하고 장비를 지속적으로 추가해 2014년부터는 자신만의 필라테스 교육 프로그램도 운영하고 있다.

그는 각 운동의 역사, 발전, 다양한 해석에 관심이 많아 필라테스 분야의 모든 선생님들과 소통하는 데 큰 관심을 가지고 있다. 이와 관련하여 그의 경력에서 특히 주목할 만한 점은 2014년 캐시 코리가 그를 앞서 언급한 뮌헨글라트바흐에서 정기적으로 개최되는 필라테스 유산 회의 Pilates Heritage Congress 의 이사회에 임명한 것이다. 2016년부터는 그녀의 지도 아래 조셉 필라테스가 직접 훈련한 다양한 강사들의 복잡한 교수법을 연구하고 있다. 그의 전성기는 2019년 7월 캐시 코리로부터 필라테스 마스터 강사로 임명된 것이다. 또한 2017년 11월에는 브렛 밀러 Brett Miller로부터 "필라테스 인텔 Pilates Intel" 전문가 팀에 임명되는 큰 영예를 안았다. 그 이후로 그는 정기적으로 "필라테스 인텔"에 글을 기고하고 있다.

또한 2018년 9월부터 라이너는 독일 필라테스 협회의 3인 인증 위원회 위원으로 활동했으며 2020년부터는 이 위원회를 이끌고 있다.

마지막으로 그는 최근 2021년에 세계 필라테스 연맹 World Pilates Confederation의 이사회에 임명된 것을 매우 자랑스럽게 생각하고 있다.

7 사진모델

크리스티나 브룬케(Christina Brunke)

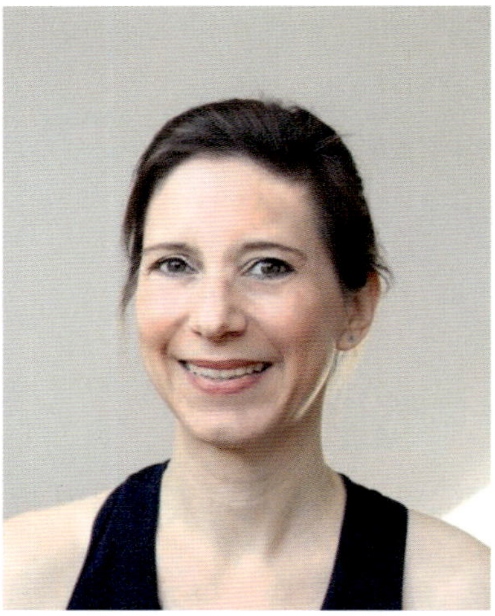

저에게 있어서 필라테스는 마음의 문제입니다.
일반적인 운동이나 동작들이 균형과 건강을 위해 매우 중요한 부분이고 나는 이러한 동작들에 대한 열정을 함께 하는 사람들에게도 전달하고 싶습니다.

저는 DOSB 예방 스포츠 (레벨 B 라이센스)의 훈련 감독으로 일했던 2004년부터 필라테스와 아주 친숙했습니다.

DOSB를 통해 필라테스 심화 훈련을 받을 후 나만의 필라테스 수업을 빠르게 시작했습니다. 바다모션에서 나의 매트 훈련을 시작했고 2015년에 성공적으로 완료했습니다.

2017년과 18년에는 콜로네의 바디모션에서 근막 훈련을 완료했습니다.

2014년부터 2020년까지 에센의 에바 필라테스에서 일했습니다. 레벨 I/II 수업을 진행했고 근막 필라테스, 산모를 위한 필라테스, 리포머 초보자를 위한 수업등 다양한 수업을 이끌었습니다.

2019년 부터는 토니스보르스트에 있는 라이너 그루텐후이스가 운영하는 필라테스 장비 훈련 업무를 하고 있습니다.

2020년 8월 부터는 에센-루텐샤이트에서 필라테스 강사로 나만의 사업을 시작하여 운영하고 있습니다.